Schilcher • Kleines Heilkräuter-Lexikon

W0302080

Hädecke Gesundheit

Mit den Anwendungsgebieten und Dosierungsangaben der Kommission E beim früheren Bundesgesundheitsamt Berlin, jetzt Bundesinstitut für Arzneimittel und Medizinprodukte (BfArM),

und

Hinweisen auf »traditionell angewendete Arzneimittel« gemäß Sachverständigenkommission nach § 109 a Arzneimittelgesetz.

Kleines Heilkräuter-Lexikon

4. verbesserte und erweiterte Auflage

von
Prof. Dr. Heinz Schilcher, Freie Universität Berlin, unter Mitarbeit – in der 1. Auflage – von Dr. Alfred Müller, Herrenberg, Dr. Bruno Frank, Würzburg, und Dr. Barbara Schilcher, Berlin

WALTER HÄDECKE VERLAG

Der Autor

Univ.-Prof. Dr. Heinz Schilcher, bis 1995 Geschäftsführender Direktor des Institutes für Pharmazeutische Biologie der Freien Universität Berlin, beschäftigt sich seit 1962 in Lehre und Forschung mit pflanzlichen Arzneimitteln und deren richtiger Anwendung.
Als Autor bzw. Mitautor von 16 Lehr- und Handbüchern sowie in über 200 Publikationen setzt er sich für eine naturwissenschaftlich orientierte Phytotherapie (Pflanzenheilkunde) ein.
Professor Schilcher ist seit 1978 Mitglied der Sachverständigen-Kommission E beim früheren Bundesgesundheitsamt in Berlin, jetzt Bundesinstitut für Arzneimittel und Medizinprodukte, und ist öffentlich bestellter und vereidigter Sachverständiger für pflanzliche Arzneimittel. Rund 70 seiner wissenschaftlichen Publikationen beschäftigen sich mit der Qualität von pflanzlichen Arzneimitteln (Phytopharmaka) sowie deren Standardisierung und/oder Normierung. Diese Qualitätsaspekte werden in dem Kleinen Heilkräuter-Lexikon besonders berücksichtigt.
Er ist außerdem Stellvertretender Vorsitzender der Sachverständigenkommission für die »traditionell angewendeten Arzneimittel« gemäß § 109 a Arzneimittelgesetz.

ISBN 3-7750-0316-9

Fotos: Archiv des Autors sowie Seite 48 (Eleutherokokkus): Dr. Karl Thomae GmbH, Biberach.
Satz: Erich Schuhmacher, DTP, 71106 Magstadt.
Druck: Neue Stalling, Oldenburg.
Printed in Germany, 1999.

Inhaltsverzeichnis

Ausgewählte Arzneipflanzen, alphabetisch geordnet

Vorwort und Anmerkungen

Das Erscheinen vieler einschlägiger jüngerer Bücher zwang zu sehr gründlichen Überlegungen bezüglich der Auswahlkriterien. Angeregt durch ständige Fragen von Verbrauchern und Verkaufspersonal, aber auch von Ärzten und von Personen, die im Gesundheitswesen tätig sind, wurde bei der Besprechung der Arzneipflanzen die Betonung auf folgende Punkte gelegt, die in vielen Lehr- oder Laienbüchern nur unterschwellig oder nicht kritisch genug abgehandelt sind:

Verwechslungen, Verfälschungen, minderwertige Droge
Sehr häufig beruhen Mißerfolge in der Behandlung mit Arzneipflanzen bzw. zubereitungen darauf, daß nicht die »richtige«, sondern eine ähnlich aussehende Pflanze oder eine Droge mit geringerem Wirkstoffgehalt verwendet wurde. Daß Verfälschungen, Verwechslungen und minderwertige Drogen keine Seltenheit sind, können die Qualitätskontrollen in den Laboratorien der Industrie und der Untersuchungsämter bestätigen. Dies ist nicht überraschend, da es sich schließlich um einen »biologischen« Rohstoff handelt.

Hauptinhaltsstoffe und Hauptwirkungen
In diesen Kapiteln wurde versucht, eine kritische Bewertung vorzunehmen und nicht etwa Material aus bereits vorhandenen Büchern lediglich zu übernehmen. Insbesondere wurde Wert darauf gelegt, HAUPTWIRKUNGEN auf das Vorhandensein von HAUPTINHALTSSTOFFEN bzw. wirksamkeits*mit*bestimmenden Inhaltsstoffen zurückzuführen. Daraus ergab sich die Notwendigkeit, auch auf den von Arzneibüchern geforderten Wirkstoffgehalt hinzuweisen. Allerdings soll der arzneiliche Verwendungszweck der wenigen Arzneipflanzen, bei denen die Korrelation zwischen Hauptinhaltsstoffen und Hauptwirkung nicht oder noch nicht offensichtlich ist, keinesfalls von vornherein in Frage gestellt werden.

Anwendung
In diesem Kapitel wurde konsequent Bezug auf wirksamkeits*mit*bestimmende Inhaltsstoffe genommen und die vielen nicht mit Sicherheit belegten Indikationsgebiete, die auch noch in jüngsten Heilpflanzenbüchern nachzulesen sind, auf ein vertretbares Maß reduziert. Die Phytotherapie, als zweifellos sehr nützliche Methode, Krankheiten zu heilen, zu lindern und insbesondere vorzubeugen, gewinnt mit Sicherheit an Glaubwürdigkeit, wenn man eine kritische Sichtung vornimmt und sogenannte »Wundermittel« eliminiert. Von den vielen volksmedizinischen Anwendungen wurden nur solche aufgenommen, die auch heute noch eine Bedeutung besitzen. In der

Mehrzahl der Fälle sind diese Anwendungsmöglichkeiten äußerst kritisch zu bewerten. Unter Bezugnahme auf die Hauptinhaltsstoffe (meist auch die bisher bekannten Hauptwirkstoffe) wurde besondere Aufmerksamkeit den geeigneten ZUBEREITUNGSFORMEN gewidmet. So finden sich Angaben darüber, ob für das betreffende Anwendungsgebiet der wäßrige oder alkoholische Auszug, das Destillat oder gar aus Stabilitätsgründen ein isoliertes Naturstoffgemisch die beste Arzneiform ist. Die Kenntnis der Löslichkeit von Wirkstoffen ist nicht nur eine wichtige Voraussetzung, um Fertigarzneimittel kritisch beurteilen zu können, sondern sie ist auch für den »Hausgebrauch« dienlich, wenn man sich den einen oder anderen Heilpflanzenauszug selbst herstellen will. Erstmalig in der einschlägigen Fachliteratur werden hier die ANWENDUNGSGEBIETE laut Sachverständigenkommission E den Indikationen der traditionell angewendeten pflanzlichen Arzneimittel laut Kommission nach § 109 a gegenübergestellt.

Drogen

Durch den begrenzten Umfang des kleinen Buches mußte auf die Aufnahme einer Reihe sicherlich sehr interessanter Drogen verzichtet werden. Es werden aber jene besprochen, die in der europäischen Phytotherapie bislang keine Rolle gespielt haben, jedoch in letzter Zeit in sogenannten »Kurmitteln« eine größere Bedeutung erlangt haben, wie z.B. Ginseng, Eleutherokokuswurzel und Teufelskralle.
Stark wirksame Arzneipflanzen (z.B. Alkaloid- oder herzwirksame Drogen), die außerhalb der Apotheke nicht vertrieben werden dürfen, blieben unberücksichtigt. Für die »Freiverkäuflichkeit« einer Droge außerhalb der Apotheke ist von ausschlaggebender Bedeutung, unter welcher Indikation sie angeboten wird.

Sammeln und Trocknen von Heilpflanzen

Darüber werden keine Angaben gemacht, da sich damit doch sehr wenige Personen befassen. Interessenten können sich darüber in der weiterführenden Literatur (siehe Seite 222) informieren. Gleiches gilt für die botanischen Beschreibungen der einzelnen Stammpflanzen.

Mein Dank gilt den Co-Autoren der 1. Auflage, den Herren Dr. Müller, Herrenberg, und Dr. Frank, Würzburg, sowie meiner Frau Dr. Barbara Schilcher für die sorgfältige Erledigung von Detailarbeiten.

Berlin, 1999 Heinz Schilcher

Zur Wirksamkeit wildgesammelter Heilpflanzen

Sind wildgesammelte Heilpflanzen wirksamer als kultivierte Arzneipflanzen? Nachdem nach wie vor über 50 Prozent der Arzneipflanzen aus rein wirtschaftlichen Gründen immer noch wild gesammelt und diese seit einiger Zeit gründlicher und systematischer untersucht werden, kann man eine fundierte Gegenüberstellung vornehmen und die Vorteile bzw. Nachteile gegeneinander abwägen. Wildgesammelte Drogen können in ihren Inhaltsstoffen stark variieren und sehr unterschiedliche Wirkstoffgehalte aufweisen. So können z.B. chemische Rassen mit stark unterschiedlichen Wirkstoffmustern nicht durch ihren äußeren Habitus unterschieden werden. Außerdem können verschiedene Bodenverhältnisse selbst in einem eng begrenzten Areal für ein hinsichtlich der Inhaltsstoffe heterogenes Sammelmaterial verantwortlich sein. Demgegenüber weist die Arzneipflanzenkultur ein exakt definiertes Pflanzenmaterial auf. Wenn allerdings agrarbiologische und ökologische Grenzen außer acht gelassen oder züchterische Maßnahmen übertrieben werden, kann der dann oft notwendig werdende Einsatz von Bioziden den Vorteil des homogenen Pflanzenmaterials erheblich in Frage stellen. Untersuchungen ergaben jedoch, daß auch wildgesammelte Heilpflanzen keinesfalls rückstandsfrei sind. Beispielsweise Schwermetallrückstände fanden sich in höheren Mengen auch bei wildgesammelten Drogen. Nur eine exakte Inhaltsstoff- und Rückstandsanalyse vermag letzten Endes von Fall zu Fall darüber Auskunft zu geben, welche Droge die bessere ist. Wenn eine Wildsammlung aus werblichen Gründen als besonders vorteilhaft gepriesen wird, ohne daß jemals entsprechende Laborkontrollen durchgeführt wurden, kann dies nur als unseriöses und den Verbraucher bewußt irreführendes Verhalten bezeichnet werden.

Arzneibuchqualität von Drogen

Da getrocknete Arzneipflanzen (– der Fachausdruck ist Drogen –) auch in Lebensmittelqualität im Verkehr sein können, z.B. Kamillenblüten, Pfefferminzblätter, Fenchelfrüchte bzw. viele »Gewürz-Drogen«, muß streng darauf geachtet, daß zur Heilung und Linderung von Krankheiten, aber auch zu einer effektiven Vorbeugung Drogen mit Arzneibuchqualität (DAB 1997 oder Ph. Eur.) verwendet werden.

Zubereitungs- bzw. Anwendungsformen von Arzneipflanzen

Arzneipflanzen werden entweder verwendet
1. in Form von Frischpflanzenzubereitungen oder
2. in Form von Zubereitungen aus getrockneten Pflanzenteilen.

Getrocknete und aufbereitete Pflanzenteile, die arzneilich angewendet werden, nennt man in der Fachsprache pflanzliche Drogen. In der Umgangssprache werden diese »Drogen« als Heilkräuter bezeichnet. Der Unterschied zwischen Heilkräutern (= Drogen) und Gewürzkräutern liegt sehr häufig nur in der Anwendung und Dosierung. Viele Drogen sind gleichzeitig Gewürze und umgekehrt.

Zu 1: Aus **Frischpflanzen** können mittels geeigneter Verfahren (z.B. **Pasteurisation** oder **Uperisation**) haltbare Frischpflanzensäfte hergestellt werden. Diese Arzneimittelzubereitung, die bei sehr sorgfältiger Herstellung die meisten wasserlöslichen Inhaltstoffe enthält (siehe dazu »Übersicht der wichtigsten Wirkstoffgruppen«, Seite 15-19), besitzt vor allem in der Naturheilkunde eine bevorzugte Bedeutung, insbesondere in der Kinderheilkunde, da sie sowohl gut verabreicht als auch geschmacklich leicht variiert werden können.

Zu 2: Die **getrockneten Pflanzenteile** (Drogen) können in folgenden Zubereitungs- bzw. Aufbereitungsformen angewendet werden:

- ➡ Als pulverisierte Droge in Kräutertabletten oder Dragees. Bei dieser »direkten Anwendung« liegt gegenüber den folgenden Anwendungsmöglichkeiten keine Wirkstoffanreicherung vor, andererseits wird aber der Gesamtwirkstoffkomplex eingenommen.
- ➡ Als Kräuterzubereitung (je nach Droge muß zwischen Aufguß, Abkochung oder Kaltansatz gewählt werden; die entsprechenden Informationen sind in den jeweiligen Kapiteln nachzulesen).
- ➡ Als weinige (= Medizinalweine) bzw. alkoholische (Tinkturen) Auszüge. Je nach Alkoholgehalt sind die alkohollöslichen Inhaltsstoffe vollständig oder nur teilweise enthalten.
- ➡ Als zähflüssige Extrakte (= spissum Extr.). Diese Arzneiform besitzt eine überwiegende Bedeutung bei der äußerlichen Anwendung (z. B. in Salben und bei Bädern).
- ➡ Als Trockenextrakte (= siccum Extr.). Bei dieser Zubereitungsform erfolgt eine sehr wesentliche Wirkstoffanreicherung, und in

vielen Fällen ist man in der Lage, standardisierte, das heißt auf einen gleichbleibenden Wirkstoffgehalt eingestellte Extrakte herzustellen. Je nach Extraktionsmedium unterscheidet man zwischen wäßrigen und alkoholischen Extrakten. Eine weitere Unterscheidung ist das Extrakt: Drogenverhältnis (abgekürzt EDV; 4:1 bedeutet, daß aus 4 Teilen Droge 1 Teil Extrakt hergestellt wird).

➡ Als DESTILLATE. Bei der Destillation werden die wasserdampfflüchtigen Inhaltsstoffe von den übrigen abgetrennt. Wird gleichzeitig Alkohol mitdestilliert, so ergibt sich ein klares Destillat, in dem die alkohollöslichen ätherischen Öle (siehe dazu Seite 15) gelöst sind.

Einteilung pflanzlicher Fertig-Arzneimittel im Handel

Die im Handel erhältlichen Phytopharmaka können in fünf qualitativ unterschiedliche Arzneimittelgruppen eingeteilt werden:

1. Traditionelle Arzneimittel nach § 109 a

Dies sind Arzneimittel (siehe grüner Kasten), für die keine Monographien (siehe gelber Kasten) oder neuere klinische Studien vorliegen müssen, und die daher mit dem Vermerk »Diese Angabe beruht ausschließlich auf Überlieferung und langjähriger Erfahrung« versehen sind. Sie dienen nicht der Heilung und Linderung von Krankheiten, sondern eignen sich nur zur Vorbeugung sowie zur Unterstützung, Förderung etc. von therapeutischen Maßnahmen und werden hauptsächlich **außerhalb der Apotheke** vertrieben.

2. Arzneimittel der 2004-Regelung

Das sind Phytopharmaka, die aus verschiedenen Gründen die Hürde der Zulassung nach dem gültigen zweiten Arzneimittelgesetz nicht schaffen und bis Ende 2004 trotzden im Verkehr bleiben dürfen.

3. Standardzulassungen

Zum großen Teil monographiekonforme (gelber Kasten) Standardzulassungen, betrifft in erster Linie Einzeldrogen und Teemischungen.

4. Monographiekonforme Phytopharmaka

Arzneimittel (siehe gelber Kasten), die sowohl hinsichtlich ihrer Indikationsansprüche als auch hinsichtlich der notwendigen Wirkstoffmengen (siehe *Dosierung* im gelben Kasten) den Monographien der Sachverständigenkommission E entsprechen. In der Regel handelt es sich um **apothekenpflichtige** (nicht verschreibungspflichtige!) Phytopharmaka.

5. Monographiekonforme »Super-Phytopharmaka«

Dies sind Phytopharmaka (siehe gelber Kasten), die zusätzlich zu der Erfüllung der Forderungen der E-Monographien über eigene d.h. **produktspezifische** klinische und experimentelle Studien verfügen. Diese Kategorie eignet sich besonders für die **ärztliche Verordnung** und diese Phytopharmaka müßten/sollten aufgrund des vorhandenen wissentschaftlichen Erkenntnismaterials von den Krankenkassen erstattet werden.

Zur Unterscheidung dieser qualitativ unterschiedlichen Kategorien bedarf es der fundierten Sachkenntnis des Arzneimittel-Fachmannes!

Unterschiede zwischen medizinischen Tees und sogenannten Haustees

1. Medizinische Tees

Teezubereitungen besitzen in der Phytotherapie eine große Bedeutung. In der Laienvorstellung wird häufig den sogenannten Haustees für den täglichen Gebrauch eine übertriebene Heilerwartung zugeordnet. Deshalb wird zusätzlich zu dem Kapitel »Zubereitungs- bzw. Anwendungsformen von Arzneipflanzen« noch etwas näher auf diese beiden Kräuterteearten eingegangen.

Ein medizinischer Kräutertee soll nach einem streng aufgebauten Rezept zusammengesetzt sein, und es ist ein großer Irrtum zu glauben, eine Kräutermischung sei umso besser, je mehr Drogen sie besitzt. In vielen ärztlichen Untersuchungen wurde ganz eindeutig nachgewiesen, daß mit einer komplex zusammengesetzten Teemischung aus vielen unterdosierten Einzeldrogen aus den verschiedensten Wirkstoffgruppen keine »Schrotschußtherapie« erzielt werden kann.

Eine »vernünftige« Arzneikräuterteemischung kann dennoch aus mehreren Drogen zusammengesetzt sein:

1. aus einigen wenigen WIRKSTOFFDROGEN (= Grundmittel oder Remedium cardinale) und
2. aus BEGLEITDROGEN (= Adjuvans).

Die Adjuvantien wiederum bestehen aus geschmacksverbessernden Drogen (= Korrigens) und aus Fülldrogen.
Bei den Füllmitteln handelt es sich erstens um stark behaarte Arzneikräuter, die durch die Haarverfilzung eine konstante homogene Mischung gewährleisten, und zweitens um Schmuckdrogen, die der Teemischung ein gefälliges oder auch auffallendes Aussehen verleihen. Im Regelfall sollte eine medizinische Kräuterteemischung nur aus 4 bis 8 Bestandteilen bestehen, da in einer solchen Kombination zusätzlich auch noch die geeignetste Zubereitungsform ausgewählt werden kann.

➡ ÄTHERISCHÖLDROGEN (wie Kamille, Pfefferminze, Thymian, Salbei) dürfen wegen des flüchtigen ätherischen Öles nicht gekocht werden. Bei einer richtigen Zubereitung werden die zerkleinerten Arzneikräuter mit siedendem Wasser übergossen, in einem bedeckten Gefäß 5 bis 10 Minuten ziehengelassen und dann noch warm durch ein Teesieb abgeseiht. Früchte, die ätherisches Öl enthalten, wie Fenchel, Anis, Kümmel, Dill, Petersilie oder Wacholderbeeren sollen vor dem Teeaufguß etwas zerquetscht oder zerstoßen werden. Diese Zubereitungsform nennt man *Infus* bzw. Aufguß.

➡ BLÜTEN-, BLÄTTER- UND KRAUTDROGEN, die kein ätherisches Öl enthalten, läßt man im Unterschied zu den Ätherischöldrogen nach dem Übergießen noch knapp 5 Minuten auf kleiner Flamme aufkochen und läßt sie weiter in einem zugedeckten Gefäß 15 bis 20 Minuten ziehen (z.B. Buchweizenkraut).

➡ BITTERSTOFFDROGEN läßt man nach dem Überbrühen nur noch 10 bis 15 Minuten ziehen (= Aufguß bzw. Infus). Bei zu langer Erhitzung nimmt der Bitterwert ab (z. B.-Tausendgüldenkraut).

➡ WURZEL-, RINDEN- UND HOLZDROGEN werden in zerkleinerter Form mit kaltem Wasser angesetzt, und anschließend kocht man den Ansatz rund 30 Minuten. Eine solche Zubereitung wird als *Dekot* bzw. Abkochung bezeichnet.

➡ Von einigen wenigen Drogen wie Eibischwurzeln (wegen des Stärkeanteiles), Sennesblättern (wegen einer eventuellen Überdosierung), Mistelkraut und eventuell auch Bitterstoffdrogen (wegen der Thermolabilität) bereitet man nur KALTANSÄTZE. In diesen-Fällen wird die mit kaltem Wasser übergossene, zerkleinerte Droge mindestens 1 Stunde bis 8 Stunden unter gelegentlichem Umrühren stehengelassen und danach abgeseiht. Aus mikrobiologischen Gründen kann man nach dem Abseihen den Kaltauszug kurz aufkochen. Diese Zubereitungsform nennt man eine *Kaltmazeration* (= Kaltauszug).

2. Haustees

Viele Menschen stehen dem regelmäßigen Konsum von Kaffee, schwarzem Tee oder Kakao mit leichter Ablehnung gegenüber. Eine gute Alternative sind die sogenannten Haustees. Sie sind – wohlschmeckend, erfrischend und anregend – das tägliche Getränk für den Gesundheitsbewußten. In diesem Sinne stellen die »Haustees« eine Bereicherung des Angebots für die ganze Familie dar. *Haustees* zum täglichen Gebrauch bestehen in der Regel aus Gerbstoffdrogen und aus Pflanzenteilen, die hauptsächlich Fruchtsäuren enthalten. Sie haben **keine** arzneiliche Aufgabe, und sie besitzen in der Regel auch keine medizinische Wirksamkeit. Sie dienen in erster Linie als Ersatz für coffeinhaltige Getränke wie schwarzer Tee, Mate-Tee und Kaffee. Als »Haustees« eignen sich als Einzeldroge oder in Kombination: Brombeerblätter (unfermentiert und fermentiert), Himbeerblätter, Erdbeerblätter, Lindenblätter und -blüten, Hibiscusblüten (= Malva), Hagebutten, getrocknete Apfelschalen, getrocknete Johannisbeeren, Orangenschalen, Massai, Kakaoschalen usw.

Übersicht der wichtigsten Wirkstoffgruppen

Zum besseren Verständnis der Kapitel »Hauptinhaltsstoffe« und »Hauptwirkung« sollen die wichtigsten Wirkstoffgruppen unter Bezug auf Fakten, die vor allem den Anwender interessieren, knapp besprochen werden. Gleichzeitig ist damit beabsichtigt, den Fachmann an die zwingende Notwendigkeit der Qualitätskontrolle und den Beratenden an die Möglichkeiten einer wirkstofforientierten Empfehlung zu erinnern.

1. Ätherischöldrogen

Die ätherischen Öle sind alkohollösliche (genauer gesagt lipophile), überwiegend flüssige Pflanzeninhaltsstoffe, die einen charakteristischen, meist aromatischen Geruch besitzen. Besonders wichtig ist zu wissen, daß diese Naturstoffe leicht flüchtig sind und daher möglichst kühl und in aromadichten Verpackungen aufbewahrt werden müssen.
Ätherischöldrogen sollten im Haushalt innerhalb von wenigen Wochen aufgebraucht werden. Bei der Zubereitung des Teeaufgusses ist darauf zu achten, daß sofort nach dem Überbrühen mit heißem Wasser die Teekanne verschlossen wird und daß nach dem Ziehenlassen (5 bis 10 Minuten) die flüchtig gewordenen und am Deckel kondensierten ätherischen Öle in die Kanne zurücktropfen.

Ätherische Öle können folgende **Wirkungen** besitzen: antibakterielle, entzündungshemmende (= antiphlogistische), sekretionsfördernde (appetitanregende, galletreibende etc.), blähungstreibende (= carminative), entkrampfende (= spasmolytische), harntreibende (= diuretische bzw. aquaretische), auswurffördernde (= expektorierende) und äußerlich hautreizende Wirkungen. Welcher Effekt nun im einzelnen bei der jeweiligen Droge eintritt oder überwiegt, ist bei den einzelnen Heilkräutern unter »Hauptwirkungen« nachzulesen.

Folgende Arzneipflanzen unter den 71 beschriebenen Drogen enthalten **ätherische Öle** (Anmerkung: nicht in allen Fällen ist die Droge damit eine ausschließliche ätherische Öldroge): Anisfrüchte, Baldrianwurzel, Eucalyptus, Fenchelfrüchte, Gelbwurz-Wurzelstock (= Curcuma), Hamamelisblätter, Holunderblüten, Johanniskraut, Kamillenblüten, Kalmus, Kümmelfrüchte, Lavendelblüten, Lindenblüten, Melissenblätter, Petersilienwurzel und -früchte, Pfefferminzblätter, Rosmarin, Salbeiblätter, Schafgarbenblüten, Teebaum, Thymian, Wacholderbeeren, Wermutkraut und Zwiebel.

2. Bitterstoffdrogen (Amara)

Bitterstoffe sind Naturstoffe, die in der Regel mit Wasser gut extrahierbar sind. Wäßrige Zubereitungen können, sofern diese immer wieder frisch hergestellt werden, als sehr sinnvolle Bitterstoffzubereitungen eingestuft werden. Bitterstoffe sind allerdings chemisch nicht stabil, und der Bitterwert nimmt insbesondere bei unnötiger Hitzeeinwirkung ab. Ein Teeaufguß darf also nicht aufgekocht, sondern nur überbrüht werden, besser noch ist ein wäßriger Kaltansatz. Auch bei unsachgemäßer Lagerung (z.B. bei zu hoher Luftfeuchtigkeit) kann der Bitterwert abnehmen, und eine rasche Verwendung im Haushalt ist anzuraten.

Das physiologische Merkmal »bitter« kommt durch die Erregung der Bitter-Rezeptoren in den Geschmacksknospen am Zungengrund zustande. Dadurch werden nicht nur direkt die Speicheldrüsen, sondern auch reflektorisch über den Nervus vagus die Magensaft- und Gallensaftsekretion angeregt. In der Leber und im Gallenblasenbereich können entweder ein choleretischer Effekt (= Stimulierung der Leberzellen zu Mehrproduktion von Galle) oder ein cholekinetischer Effekt (= kurzfristig verstärkter Gallenabfluß durch Kontraktion der Gallenwege), bzw. es können beide Effekte ausgelöst werden. Der reflektorische Reaktionsmechanismus und die Erregung der Geschmacksnerven machen es notwendig, daß Bitterstoffzubereitungen rund 30 Minuten vor den Mahlzeiten und mit einer längeren Verweildauer im Munde eingenommen werden müssen.

Folgende Arzneipflanzen unter den 71 beschriebenen Drogen enthalten **Bitterstoffe:** Aloe, Artischocke, Enzianwurzel, Isländisch Moos, Löwenzahnkraut, Salbeiblätter, Schafgarbenblüten und -kraut, Tausendgüldenkraut und Wermutkraut.

3. Schleimdrogen

Schleimstoffe sind mit Wasser extrahierbare Kohlenhydrate, die mit Wasser eine zähflüssige (viskose), kolloidale Lösung bilden. Mehrere Schleimstoffdrogen enthalten neben dem Schleim, der aus Monosaccharid-, Glucuron- und Galacturonbausteinen besteht, noch relativ viel Stärke und Pektine. Von solchen Drogen (z. B. von Eibischwurzel) dürfen nur Kaltwasseransätze hergestellt werden, da bei einer Erhitzung die Stärke und die Pektine einen leimartigen Schleim bilden würden. Ähnlich wie der von entzündeten Organen selbst abgegebene Körperschleim die Schleimhäute gegen schädliche Einwirkungen von außen schützen soll, wirken Schleimstoffe durch ihre abdeckenden oder einhüllenden Fähigkeiten reizmildernd. Über den Nervus vagus kommt es außerdem reflektorisch zu einer Linderung von Reizhusten. Schleimstoffe, die im Verdauungstrakt entweder gar nicht (z.B. der Schleim von Leinsamen) oder nur sehr langsam zu resorbierbaren Kohlenhydratgrundbausteinen zerlegt werden, besitzen eine abführende

(laxierende) Wirkung. Diese kommt dadurch zustande, daß es durch die große Wasserbindungsfähigkeit (= Quelleffekt) der Schleimstoffe zu einer deutlichen Zunahme der Stuhlmenge kommt, die wiederum ihrerseits – falls die Volumenvermehrung im Darm erfolgt – durch den sogenannten Dehnungsreiz die Darmperistaltik (= Darmbewegung) auslöst.
Folgende Arzneipflanzen unter den 71 beschriebenen Drogen enthalten **Schleimstoffe:** Beinwellblätter und -wurzel, Eibischwurzel, -blüten und -blätter, Flohsamen, Huflattichblätter und -blüten, Isländisch Moos, Kamillenblüten, Leinsamen und Lindenblüten.

4. Gerbstoffdrogen

Gerbstoffe sind in heißem Wasser recht gut lösliche Naturstoffe, die allerdings in alkoholischen Zubereitungen stabiler sind. Bei pulverisierten Drogen, insbesondere bei den Catechingerbstoffen (es gibt zwei Hauptgruppen: die Catechingerbstoffe = kondensierte Gerbstoffe und die Tannine = hydrolysierbare Gerbstoffe), nimmt die Wirkung bei längerer Lagerung ab. Die Gerbstoffe vermögen mit den Kollagenfasern der Haut zu reagieren, und es kommt dabei zu Eiweiß-Gerbstoffverbindungen, wodurch das kolloidale Gefüge der obersten Gewebeschichten verfestigt wird. Durch die Bildung einer Art Schutzschicht (= Koagulationsmembran) wirken die Gerbstoffe reizmildernd, entzündungshemmend, trocknend auf Haut und Wunden und schließlich auch keimhemmend. Hinzu kommt noch die abdichtende Wirkung bei den Blutkapillaren und ein sekretionshemmender Einfluß auf verschiedene Drüsen, insbesondere auf Schweißdrüsen. Bei der Darmpassage werden die Gerbstoffe aus den Drogen erst allmählich freigesetzt, so daß sie auch in tieferen Darmabschnitten zur Wirkung kommen. Dies ist ein sehr wesentlicher Vorteil der Verwendung von ganzer bzw. gepulverter Droge gegenüber einem Teeaufguß.
Folgende Arzneipflanzen unter den 71 beschriebenen Drogen enthalten Gerbstoffe in größeren Mengen (die meisten Drogen enthalten **Gerbstoffe** in geringeren Mengen): Blutwurz, Eichenrinde, Eucalyptusblätter, Hamamelisrinde, Heidelbeeren, Mate-Blätter, Rhabarberwurzel und Weidenrinde.

5. Flavonoiddrogen

Bei den Flavonoiden handelt es sich meist um gelb gefärbte (flavus = gelb), in heißem Wasser, besser in Alkohol, lösliche Naturstoffe. Trocken aufbewahrte Flavonoiddrogen verlieren auch nach längerer Lagerung nicht an Wirksamkeit. Durch ihre normalisierende Wirkung auf die Durchlässigkeit (= Permeabilität) der Gefäßwände wurden die Flavonoide früher auch als Vitamin-P-Substanzen

bezeichnet. Die Vitamin-P-Bezeichnung ist jedoch unzutreffend, da es sich keinesfalls um essentielle Substanzen handelt. Die Kapillarwirksamkeit, nämlich der Einfluß auf die Kapillardurchlässigkeit (= Kapillarpermeabilität), die Kapillarbrüchigkeit (= Kapillarfragilität) und die Kapillarelastizität, ist die mit den meisten Arbeiten belegte Wirkung der Flavonoide. Einige Flavonoide wirken noch wassertreibend (aquaretisch bzw. saluretisch), krampflösend (spasmolytisch) und besitzen in einem Falle (Mariendistelfrüchte) noch eine Leberschutzwirkung (antihepatotoxisch).
Folgende Arzneipflanzen unter den 71 beschriebenen Drogen enthalten **Flavonoide:** Arnikablüten, Birkenblätter, Buchweizenkraut, Efeublätter, Eucalyptusblätter, Ginkgoblätter, Goldrutenkraut, Hamamelisblätter und -rinde Holunderblüten, Kamillenblüten, Lindenblüten, Marienkörner, Mate-Blätter, Mistelkraut, Passionsblumenkraut, Pollen und -extrakt, Roßkastanienblüten und -blätter, Schachtelhalmkraut, Sonnentaukraut, Süßholzwurzel, Weidenrinde Weißdornblüten, -kraut und -früchte, Zwiebel.

6. Anthranoiddrogen (apothekenpflichtig)

Die Anthranoide bzw. die in den Drogen meist vorhandenen Anthrachinone (= Oxidationsprodukte) sind je nach Droge mehr oder weniger gut in kaltem Wasser, vor allem aber in heißem-Wasser löslich. Eine bessere Extraktion erfolgt jedoch mit alkoholischen Lösungen. Die alkoholischen Auszüge sind zudem noch stabiler und es entstehen während der Lagerung weniger die freien Emodine (Aglyka), die zu unerwünschten Nebenreaktionen führen können. Die optimale galenische Zubereitungsform sind alkoholische Trockenextrakte, die zur Herstellung von Dragees, Tabletten usw. dienen. Die Anthraglykosid-Drogen sind dickdarmwirksame Abführmittel (Laxantien). Es kommt zu einem Einstrom von Wasser und Mineralsalzen (z. B. Kalium) sowie zusätzlich zu einer Hemmung der Wasser- und Natriumaufnahme (= Resorption) von Darmlumen in die Blutbahn. Dies bezeichnet man als eine hydragoge und antiabsorptive Wirkung. Durch diesen biochemischen Reaktionsmechansimus wird die Darmbewegung (= Darmperistaltik) ausgelöst. Chronische Einnahme führt zu Kaliummangel und damit zu einer Verstärkung der Darmträgheit. Außerdem kann eine Schädigung der Nervengeflechte in der Darmwand auftreten (= Laxans-Kolon). Während einer Schwangerschaft und Stillzeit sollten Abführmittel vom Typ der Anthranoid-Drogen nur mit ärztlicher Erlaubnis eingenommen werden.
Folgende Arzneipflanzen unter den 71 beschriebenen Drogen enthalten **Anthranoide:** Aloe und Aloeextrakt, Faulbaumrinde, Sennesblätter und Rhabarberwurzel.

7. Saponindrogen

Saponine sind wasserlösliche Pflanzeninhaltsstoffe, die die Grenzflächenspannung (Oberflächenspannung) herabsetzen können und sich dadurch in Wasser seifenähnlich (sapo = Seife) verhalten. Beim Schütteln schäumen Saponinlösungen, und Saponindrogen werden auch heute noch in Ländern der dritten Welt als Waschmittel verwendet. In pflanzlichen Gesamtextrakten wirken die Saponine aufgrund ihrer Emulgator- sowie Netz- und Dispergierwirkung als vorteilhafte »Lösungsvermittler«, und sie können von Fall zu Fall die biologische Verfügbarkeit von schlecht resorbierbaren Naturstoffen verbessern.

Saponine wirken in höheren Konzentrationen örtlich gewebereizend, beim Pulverisieren von Saponindrogen kommt es am Auge zu Tränenfluß und in der Nase zu Niesreiz und schnupfenartiger Sekretvermehrung. Durch eine reflektorische (über den Nervus vagus), aber auch durch eine direkte Einwirkung können Saponinzubereitungen den zähen Schleim in den Atemwegen verflüssigen, so daß dieser Schleim leichter ausgehustet werden kann (= expektorierende Wirkung). Eine direkte (jedoch vertretbare) Reizung der Nierenepithelien oder ein osmotischer Reaktionsmechanismus verursachen einen wassertreibenden (aquaretischen) Effekt. Als Sonderwirkung des Saponingemisches der Roßkastaniensamen ist die ödemhemmende und venentonische Wirkung zu nennen. Ebenfalls eine Sonderstellung nehmen die Ginseng- und Eleutherokokkuswurzeln ein.

Folgende Arzneipflanzen unter den 71 beschriebenen Drogen enthalten **Saponine:** Birkenblätter, Efeublätter, Eleutherokokkuswurzel (= Taigawurzel), Ginsengwurzel, Goldrutenkraut, Mäusedornwuzelstock, Mate-Blätter, Primelwurzel und -blüten, Roßkastaniensamen, -blüten und -blätter und Süßholzwurzel.

Erklärung der Abkürzungen

Arzneibuchabkürzungen

DAB 6	= Deutsches Arzneibuch, 6. Ausgabe, 1926
EB. 6	= Ergänzungsbuch zum Deutschen Arzneibuch, 6. Ausgabc
DAB 7	= Deutsches Arzneibuch, 7. Ausgabe, 1968
DAB 8	= Deutsches Arzneibuch, 8. Ausgabe, 1978
DAB 10	= Deutsches Arzneibuch, 10. Ausgabe, 1991
DAB 1997	= derzeit gültiges Arzneibuch
Ph. Eur.	= Pharmacopoea Europaea
	= Europäisches Arzneibuch
Ph. Eur. I	= Band I, 1974
Ph. Eur. II	= Band II, 1975
Ph. Eur. III	= Band III, 1978
HAB 34	= Homöopathisches Arzneibuch, 1934
HAB 1	= Homöopathisches Arzneibuch, 1978
DAC	= Deutscher Arzneimittel-Codex, Ausgabe 1986
ÖAB	= Österreichisches Arzneibuch
Ph. Helv. VII	= Schweizer Arzneibuch, 7. Ausgabe

Autorennamen

Die hinter der jeweiligen Stammpflanze stehende Abkürzung ist die international gültige Abkürzung für den Autorennamen des Erstbenenners der Pflanze.

AIT.	= Aiton, William, Direktor des Kew Gardens/London, 1731 – 1793
ARC.	= Arcangeli, G., ital. Botaniker, 1840 – 1921
BAILL.	= Baillon, H. E., franz. Botaniker, 1827 – 1895
BOUCHÉ	= Bouché, K. D., deutsch. Gärtner, 1809 – 1881
CHEEL	= Cheesem, Th.F., Botaniker Neuseeland, 1846 – 1923
DC.	= De Candolle, Aug., schweiz. Botaniker, 1778 – 1841
DES	= Desfontaines, R.L., franz. Botaniker, 1823 – 1883
DUCH.	= Duchartre, O., franz. Botaniker, 1811 – 1894
EHRH.	= Ehrhart, Fr., deutsch. Botaniker, 1742 – 1795
FORSK.	= Forskål, P., schwed. Botaniker, 1738
GAERTN.	= Gaertner, Ph., deutsch. Botaniker, 1754 – 1825
GREB.	= Grebenczikov, russ. Botaniker, geb. 1912
A.W. HILL	= Hill, A.W., nordamerik. Botaniker, 1833 – 1917
HOLMES	= Holmes, O.R., schwed. Botaniker, 1874 – 1930
HOFFM.	= Hoffmann, G. F., deutsch. Botaniker, 1761 – 1826

HOWE	=	Howell, Th., nordamerik. Botaniker, 1842 – 1911
JACQ.	=	Jacquin, N. J. von, österr. Botaniker, 1727 – 1817
L.	=	Linné, Carl von, berühmter schwed. Naturforscher, 1707 – 1778
LABILL.	=	Labillardiére, J.J.H., franz. Botaniker, 1755 – 1834
LAM.	=	Lamarck, Monnet, franz. Naturforscher, 1744 – 1829
LEDEB.	=	Ledebour, G.F., deutsch-russ. Botaniker, 1785 – 1851
LIEBL.	=	Lieblein, F. K., deutsch. Botaniker, 1744 – 1810
MAXIM.	=	Maximovicz, D. J., russ. Botaniker, 1827 – 1891
MEY., C.A.	=	Meyer, Carl Anton, russ. Botaniker, 1795 – 1855
MILL.	=	Miller, Ph., engl. Gärtner, 1691 – 1771
MOENCH	=	Moench, C., deutsch. Botaniker, 1744 – 1805
NYM.	=	Nyman, C. F., schwed. Botaniker, 1820 – 1893
NUTT.	=	Nuttal, Th., nordamerik. Botaniker,1786 – 1859
PANC.	=	Pancic, J., serb. Botaniker, 1814 – 1888
PETKOV	=	Petkov, P.G.A., deutscher Botaniker, 1853 – 1937
PLANCH.	=	Planchon, J.E., franz Botaniker, 1823 – 1888
POIR.	=	Poiret, J. L. M., franz. Botaniker, 1755 – 1834
RAENSCHEL	=	Raenschel, E.A., finnisch. Botaniker, 1888 – 1953
RAF	=	Rafinesque-Schmaltz, C.S., amerik. Botaniker, 1784 – 1842
RAUSCHERT	=	Rauschert, S., deutsch. Botaniker, geb. 1931
RETZ.	=	Retzius, A.J., schwed. Botaniker, 1742 – 1821
ROTH	=	Roth, A. W., deutsch. Arzt, 1757 – 1834
ROXB.	=	Roxburgh, W., engl. Botaniker, 1759 – 1815
RUPR.	=	Ruprecht, F.J., deutsch-russ. Botaniker, 1814 – 1870
DE SAINT-HILAIRE	=	Saint-Hilaire, A. de, franz. Botaniker, 1779 – 1853
SALISB.	=	Salisbury, R.A., engl. Botaniker, 1761 – 1829
SCOP.	=	Scopoli, J. A., ital. Botaniker, 1723 – 1788
SPRENG.	=	Sprengel, K., deutsch. Botaniker, 1766 – 1833
THUNB.	=	Thunberg, C.P., schwed. Botaniker, 1743 – 1822
VAHL	=	Vahl, M., dänisch. Botaniker, 1749 – 1804
VALETON	=	Valeton, M., dänischer Botaniker, 1749 – 1804

Ausgewählte Arzneipflanzen

(alphabetisch geordnet)

Mit Hinweisen auf die Anwendungsgebiete und Dosierungsangaben der SACHVERSTÄNDIGEN-KOMMISSION-E beim früheren Bundesgesundheitsamt in Berlin, jetzt Bundesinstitut für Arzneimittel und Medizinprodukte (BfArM)

sowie Hinweisen auf die »traditionell angewendeten Arzneimittel« gemäß Sachverständigenkommission nach § 109 a Arzneimittelgesetz, sofern 1998 veröffentlicht.

Aloe und Aloeextrakt

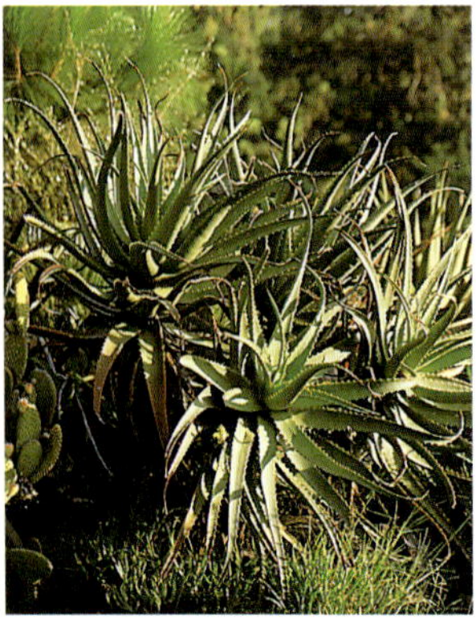

Arzneibuchbezeichnungen
Curaçao-Aloe DAB 1997
(Aloe barbadensis)
Kap-Aloe DAB 1997
(Aloe capensis)
Aloeextrakt, eingestellter,
DAB 1997 (Aloes extractum
siccum normatum)

Stammpflanzen
Die »Kap-Aloe«: afrikanische Aloe-Arten, vor allem Aloe ferox MILL. (Asphodelaceae).
Die »Curaçao-Aloe«: westindische Aloe-Art, Aloe barbadensis MILL., wird auf den Antillen kultiviert.

Verwendete Pflanzenteile
»Aloe« ist der zur Trockne eingedickte rohe Saft (Zellsaft), der aus den abgeschnittenen fleischigen Blättern ausfließt. »Aloeextrakt« ist eine durch Umlösen gereinigte Aloe, wobei eine Anreicherung der pharmakologisch interessanten Wirkstoffe (z. B. Aloin) erfolgt und die unerwünschten Harzstoffe weitgehend entfernt werden.

Verwechslungen, Verfälschungen und minderwertige Droge
Curaçao-Aloe muß nach DAB 1997 mind. 28% Hydroxyanthracen-Derivate, Kap-Aloe mind. 18%, enthalten, jeweils ber. als (Barb-) Aloin.
Die verschiedenen Herkünfte (außer den genannten gibt es noch die Sokotra-Aloe und die Mokka-Aloe) schwanken im Aloin-Gehalt zwischen 11% und 30%. Wird Aloe ohne besondere Angabe verordnet, so ist Kap-Aloe abzugeben.
Aloeextrakt muß nach DAB 1997 zwischen 22% und 33% Hydroxyanthracen-Derivate enthalten.

Die therapeutisch minderwertige Herkunft »Natal-Aloe« kann durch Farbreaktionen erkannt werden. Als Verfälschungen kommen vor: Kolophonium, Sand, Ocker, Gummi und Süßholzsaft.

Hauptinhaltsstoffe

- ➡ Anthraglykoside, darunter 18–32% Aloin (Anthronglucosylverbindung).
- ➡ 10–20% Aloeharz, im Extrakt nur mehr 1–2%! (Ester von Harzalkoholen mit p-Cumarsäure).
- ➡ Bitterstoffe.

Hauptwirkungen

Aloe bzw. Aloeextrakt gehören zu den starken dickdarmwirksamen Abführmitteln (Laxantien). Die Wirkung kommt durch chemische Reizung der Schleimhaut und der Muskulatur des Darmes zustande. Anthranoid-Laxantien führen daher bei längerem Gebrauch zum sog. »Laxantien-Kolon« und können ferner eine HYPOKALIAEMIE (Mangel an Kalium im Blut) auslösen, was zu einer Verstärkung der Darmträgheit führt. Die Folge davon ist die Einnahme immer höherer Dosen an Abführmitteln. Die in Aloe enthaltenen Aloe-Emodine führen zu einer starken Hyperaemie (= Mehrdurchblutung) der Organe des kleinen Beckens. Aloe ist deshalb bei Schwangerschaft kontraindiziert. Bei Nierenerkrankungen und bei entzündlichen Zuständen der Bauchhöhle wird eine Anwendung nur bei ärztlicher Verordnung und Beobachtung angeraten.

Anwendung (apothekenpflichtig)

Innerlich in Form der pulverisierten Rohaloe, des Extraktes, der Tinktur, praktisch nur in Kombinationspräparaten, bei hartnäckiger, nicht chronischer Verstopfung (Obstipation), die durch Diät und milde Abführmittel nicht zu beeinflussen ist (Aloe ist ein stark wirksames Abführmittel).
Volksmedizinisch in niedrigen Dosierungen als bitteres Magenmittel und zur Förderung der Gallesekretion. Die Tinktur äußerlich auch bei Verbrennungen und schlecht heilenden Wunden in Form von Umschlägen und in der Kosmetik.

Anwendungsgebiete ▷

Anwendungsgebiete der Kommission E
Obstipation (= Stuhlverstopfung)

Dosierung und Art der Anwendung
Aloepulver, Trocken-, Dick- und Fluidextrakte zum-Einnehmen. 20-30 mg Hydroxyanthracenderivate/Tag. Die individuell richtige Dosierung ist die geringste, die erforderlich ist, um einen weich geformten Stuhl zu erhalten.
Ohne ärztlichen Rat nicht länger als 1–2 Wochen einnehmen!

Als traditionelles Arzneimittel nach § 109a
Bislang liegt keine Empfehlung der Kommission vor.

Anisfrüchte

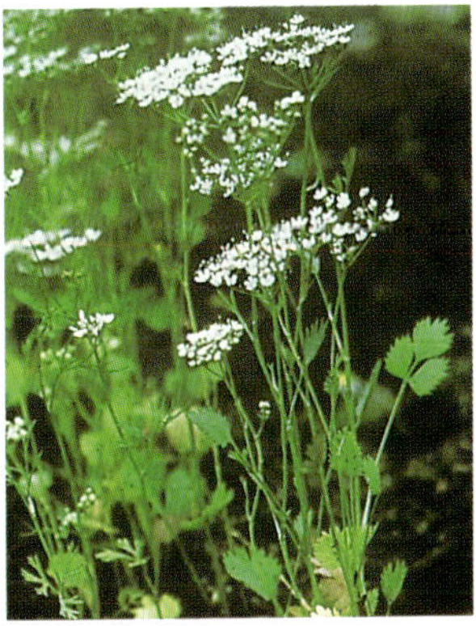

Volkstümliche Bezeichnungen
Süßer Kümmel, Anis,
Süßer Fenchel, Enis, Brotsame.

Arzneibuchbezeichnung
Anis DAB 1997 (Anisi fructus)

Stammpflanze
Pimpinella anisum L., Apiaceae (Doldengewächse).

Verwendete Pflanzenteile
Die reifen-Früchte.

Verwechslungen, Verfälschungen und minderwertige Droge
Gefährliche Beimengungen sind die Früchte von Hyoscyamusniger (Bilsenkraut), Aethusa cynapium (Hundspetersilie), Conium maculatum (Gefleckter Schierling), die heute allerdings selten vorkommen. Minderwertige Drogen enthalten Früchte anderer Apiaceaen-Arten, Stengelanteile und besitzen nicht den vom Arzneibuch geforderten Gehalt an ätherischem Öl von 2%. Als Beimengungen kommen in erster Linie Korianderfrüchte vor.

Hauptinhaltsstoffe
- 2–6% ätherisches Öl, das 80-90% trans-Anethol, ferner Methylchavicol, Anisaldehyd, Anisketon, Terpineol u. a. enthält.
- 30% fettes Öl.
- 20% Eiweiß.

▷

Hauptwirkungen

Anis wirkt blähungstreibend (= carminative Wirkung) und regt die Speichel- und Magensaftsekretion an. Bei entsprechender Dosierung wirkt das ätherische Öl krampflösend und keimwidrig, wodurch eine Gärung mit Gasentwicklung im Magen- und Darmtrakt verhindert werden kann.

Anwendung

Innerlich in Form von Teeaufgüssen (1 geh. Teelöffel zerstoßener bzw. gequetschter Anisfrüchte übergießen mit 1/4 Liter kochendem Wasser) oder als alkoholische Destillate bzw. Tinkturen als blähungstreibendes Mittel bei Magen- und Darmbeschwerden. Ferner als krampflösendes und keimwidriges Mittel bei Erkältungskrankheiten, insbesondere bei Reizhusten. Ebenfalls alkoholische Zubereitungen – aber auch das Kauen der ganzen Früchte – als sekretionsanregendes Pharmakon bei Appetitlosigkeit und bei enzymatisch bedingten Verdauungsstörungen, auch im Sinne eines GEWÜRZES.

Volksmedizinisch noch verwendet zur Förderung der Milchproduktion stillender Frauen und als Sexualtonikum (?).

Anwendungsgebiete der Kommission E

Innere Anwendung: dyspeptische Beschwerden. Innere und äußere Anwendung: Katarrhe der Luftwege.

Dosierung

Soweit nicht anders verordnet: Innere Anwendung: mittlere Tagesdosis 3,0 g Droge; ätherisches Öl 0,3 g; Zubereitungen entsprechend. Äußere Anwendung: Zubereitungen mit 5–10% ätherischem Öl.

Als traditionelles Arzneimittel nach § 109a

Zur Unterstützung der Schleimlösung im Bereich der Atemwege.

Arnikablüten

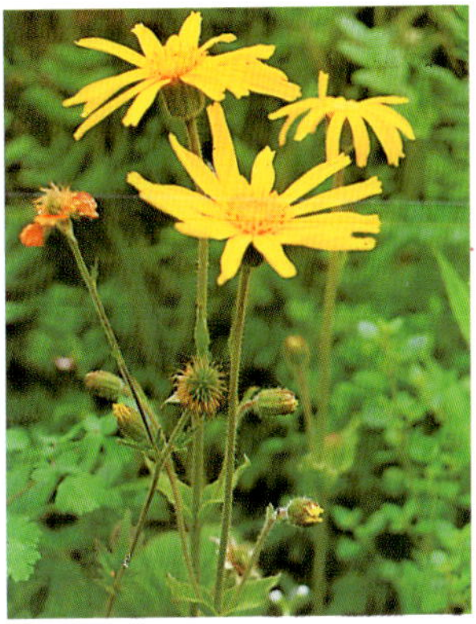

Volkstümliche Bezeichnungen
Bergwohlverleih, Fallkraut, Gamskraut, Engelkraut, Blutkraut, Bergwurzkraut, Bergdotterblume, Johannisblume.

Arzneibuchbezeichnung
Arnikablüten (Arnicae flos) DAB 1997.

Stammpflanze
Arnica montana L., Asteraceae (Korbblütler).

Verwendete Pflanzenteile
Verwendet werden die ganzen Blütenstände (Blütenkörbchen) oder auch die ausgezupften Einzelblüten.

Verwechslungen,-Verfälschungen und minderwertige Droge
Verfälschungen: Blütenköpfchen von anderen Arnika-Arten und anderen gelbblühenden Korbblütlern wie beispielsweise Ferkelkraut und österreichische Gemswurz (= Doronicum austriacum). Eine relativ häufig anzutreffende Verfälschung ist die sogenannte »Mexikanische Arnika«, die von der Stammpflanze Heterotheca inuloides Cass. (Asteraceae) gewonnen wird.
Minderwertige Droge: liegt dann vor, wenn die schwarzen Larven der Bohrfliege (Trypeta arnicivora) im Blütenboden vorkommen, einem häufigen Schadinsekt dieser Pflanze.

Hauptinhaltsstoffe
- Sesquiterpenlactone (etwa 0,2%), darunter das Helenalin und das 11,13 Dihydrohelenalin sowie deren Ester (für die Wirkung ist in erster Linie diese Naturstoffgruppe verantwortlich).

▷

- Flavonoide (Astragalin, Isoquercitrin, Luteolin-7-glukosid).
- bis 0,35% ätherisches Öl mit Thymol und Thymolmethyläther, Sesquiterpen- und Paraffinkohlenwasserstoffen.
- Polyacetylene.
- Xanthophylle, Cumarine, Cholin.

Hauptwirkungen

- **Äußerlich** in Form der verdünnten Arnika-Tinktur entzündungshemmend und durchblutungsfördernd.
- **Innerlich** als Tee oder Tropfen, Herz-Kreislauf anregend und gefäßerweiternd. *Vorsicht ist jedoch geboten, siehe dazu unten!*

Anwendung

Arnikazubereitungen sollen in erster Linie nur **äußerlich** angewendet werden. Zu Umschlägen bei Schwellungen, Quetschungen, Blutergüssen, Furunkeln und Insektenbissen wird 1 gehäufter Eßlöffel Arnikablüten mit 1 Tasse kochendem Wasser überbrüht und 5–10 Minuten ziehengelassen. Zu den Umschlägen kann auch eine alkoholische Arnikatinktur verwendet werden, wobei man 1 Teelöffel Tinktur mit 1 Tasse Wasser verdünnt. Bei der Anwendung der unverdünnten Tinktur ist Vorsicht geboten, da es bei höheren Konzentrationen zu Entzündungen kommen kann, die bis zu Blasenbildungen fortschreiten können. Unverdünnt soll Arnikatinktur nur zu kleinflächigen Pinselungen angewendet werden. Besonders bewährt hat sich ein Arnika-Gel aus den *spanischen* Arnikablüten, da diese *keine* Kontaktallergien auslösen.
Innerlich, als Herztonikum (Durchblutungsförderung des Herzens), dürfen nur **stark verdünnte** Arnikazubereitungen angewendet werden (z.B. 0,2 g Arnikablüten auf 200 ml Wasser als Teeaufguß). Bei der Einnahme über 0,2 g pro Einzeldosis kann es zu heftigen unerwünschten Nebenwirkungen kommen wie Schwindel, Herzklopfen, Herzrhythmusstörungen, Durchfall, Kollaps.

Anwendungsgebiete der Kommission E
Zur äußerlichen Anwendung bei Verletzungs- und Unfallfolgen, z.B. bei Hämatomen, Distorsionen, Prellungen, Quetschungen, Frakturödemen, bei rheumatischen Muskel- und Gelenkbeschwerden. Entzündungen der Schleimhäute von Mund- und Rachenraum, Furunkulose und Entzündungen als Folge von Insektenstichen; Oberflächenphlebitis.

Dosierung
Soweit nicht anders verordnet: Aufguß: 2,0 g Droge auf 100 ml Wasser. Tinktur: Für Umschläge: Tinktur 3- bis 10fach mit Wasser verdünnt. Für Mundspülungen: Tinktur 10fach verdünnt. Salben mit max. 20–25% Tinktur.
»Arnika-Öl«: Auszug aus 1 Teil Droge und 5 Teilen fettem Pflanzenöl. Salben mit max. 15% »Arnika-Öl«.

Als traditionelles Arzneimittel nach § 109a
Bislang liegt keine Empfehlung der Kommission vor.

Artischockenblätter und -wurzeln

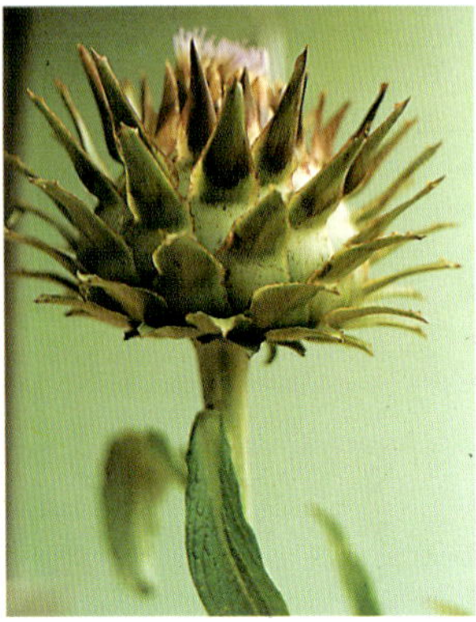

Volkstümliche Bezeichnungen
Artischocke, Welsch Distel, Cardy, Kardone.

Stammpflanze
Vorwiegend Cynara scolymus L. und in geringerem Ausmaß Cynara cardunculus L., Asteraceae (Korbblütler).

Verwendete Pflanzenteile
Die im Herbst geernteten grünen Blätter und Wurzeln, nachdem (bei Cynara scolymus alle zwei Jahre) vorher der fleischig gewordene Blütenstandsboden und die fleischigen Hüllkelchblätter als Artischocken-Gemüse und zur Herstellung von Frischpflanzenpreßsäften abgeerntet worden sind.

Verwechslungen, Verfälschungen und minderwertige Droge
Nicht selten wird das von Feinschmeckern geachtete Artischockengemüse auch in Zusammenhang mit einer arzneilichen Wirkung gebracht.
Je nach Provenienz, Erntetermin und Drogenaufbereitung variieren die Bitterstoffmengen und der Gehalt an Cynarin sehr stark. Als minderwertig werden Folia bzw. Radix Cynariae mit einem niedrigen Bitterwert und niedrigem Cynaringehalt bzw. niedrigem Gehalt an Caffeolylchinasäuren bezeichnet.

Hauptinhaltsstoffe

- Bis zu 6% Bitterstoffe, darunter das stark bitter schmeckende Cynaropikrin, ein Sesquiterpenlacton.
- 0,02–0,1% Cynarin, ein Kaffeesäureester (1,4-Dicaffeoylchinasäure) und weitere Caffeoylchinasäurederivate.
- 0,1–1% Flavonoide, darunter Scolymosid und Cynarosid.

Hauptwirkungen

Die in zahlreichen pharmakologischen und klinischen Untersuchungen nachgewiesene gesteigerte Gallenabsonderung (= choleretische Wirkung) beruht sowohl auf dem Gehalt an BITTERSTOFFEN als auch auf dem Vorhandensein von CYNARIN. Cynarin stimuliert zusätzlich die antitoxischen Fähigkeiten der Leber gegenüber Lebergiften (= antihepatotoxische Wirkung). Erst bei einer Cynarindosierung über 50 mg pro Tag konnte auch ein Absinken der Blutfette (= hypolipidämisierende Wirkung) beobachtet werden. Eine Dosierung von 60 mg Cynarin pro Tag besitzt eine ausgeprägte Wirkung auf den Fettstoffwechsel und führt zur Senkung der Blutfettwerte sowie des Blutcholesterin-Spiegels. Da Cynarin eine ausgesprochen niedrige Toxizität besitzt, ist dieser Naturstoff sehr gut für eine Langzeittherapie geeignet. Die weiteren Caffeoylchinasäurederivate verstärken die Cynarinwirkung.

Anwendung

Innerlich in Form von Frischpflanzenpreßsäften, als Teeaufguß (2 gehäufte Eßlöffel Wurzeln werden mit 1/4 Liter kochendem Wasser übergossen, ca. 5 Min. ziehen lassen) oder als wäßriger Extrakt in Tonika bei Verdauungsstörungen, bei Leber- und Galleerkrankungen und zu vorbeugenden Maßnahmen im Sinne eines Leberschutzmittels. Präparate mit einem standardisierten höheren Gehalt an Caffeoylchinasäurederivaten eignen sich auch zur Senkung eines erhöhten Blutcholesterin-Spiegels. Teezubereitungen besitzen in der Regel nicht den notwendigen Gehalt an Cynarin und sind damit in erster Linie nur Choleretica aufgrund des bitteren Geschmackes. Wirksamer sind standardisierte, hoch dosierte Extrakt-Fertigarzneimittel.

Anwendungsgebiete ▷

Anwendungsgebiete der Kommission E
Dyspeptische Beschwerden.

Dosierung
Soweit nicht anders verordnet: Mittlere Tagesdosis 6 g Droge; Zubereitung entsprechend.

Als traditionelles Arzneimittel nach § 109 a
Zur Unterstützung der Verdauungsfunktion.

Bärentraubenblätter

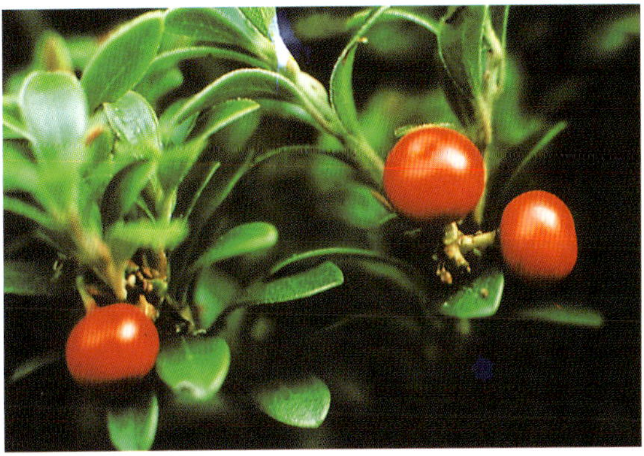

Volkstümliche Bezeichnungen
Wilder Buchs, Moosbeere, Steinbeere, Sandbeere, Harnkraut.

Arzneibuchbezeichnungen
Bärentraubenblätter DAB 1997 (Uvae ursi folium).

Stammpflanze
Arctostaphylos uva-ursi (L.) SPRENG., Ericaceae (Heidekrautgewächse).

Verwendete Pflanzenteile
Die Blätter.

Verwechslungen, Verfälschungen und minderwertige Droge
Das DAB verlangt einen Mindestgehalt von 6 Prozent Hydrochinon-Derivaten, ber. als Arbutin. Stengelteile und fremde Beimengen dürfen höchstens zu 8 Prozent enthalten sein. Verwechslungen bei Unachtsamkeit mit Preiselbeerblättern, mögliche Verwechslung auch mit den Blättern von Arbutus unedo (Erdbeerbaum/Mittelmeergebiet). Beide Drogen sind ebenfalls arbutinhaltig. Als arbutinfreie Verfälschung sind dagegen Buchsbaum-Blätter anzusehen, sie kommen allerdings selten vor.

▷

Hauptinhaltsstoffe

- Arbutin (= Glucosid des Hydrochinons) und Methylarbutin (bis zu 1/3 des Gesamtgehaltes; fehlt in spanischen, skandinavischen und osteuropäischen Herkünften).
- 10-20% Gerbstoffe, 1-2% Flavonoide (insbes. Hyperosid), organische Säuren.

Hauptwirkungen

Harndesinfizierend (antibakterielle Wirkung auf die ableitenden Harnwege). Die antibakterielle Wirkung des Arbutins bzw. des aus ihm abgespaltenen Hydrochinons (= eigentlicher Wirkstoff) ist nur gering; daher ist eine hohe Dosierung notwendig (mind. 2 Teelöffel pro Tasse Tee; 4–6 Tassen täglich). Außerdem darf der Harn nicht sauer sein, gegebenenfalls muß eine Alkalisierung durch die Gabe von Natriumbikarbonat vorher erfolgen. Der Teeaufguß sollte am besten kalt angesetzt werden und etwa 12 Stunden ziehen. Beim Aufkochen würde man verstärkt die Gerbstoffe ausziehen, die den Magen belasten (reizen). Volksmedizinisch werden daher oft lieber die Blätter von (Most-) Birnbäumen genommen, die ebenfalls arbutinreich, aber gerbstoffarm sind (die Gerbstoffe sind allerdings wichtig für die Stabilität des Arbutins in der Droge und besitzen selbst eine nicht unwesentliche antibakterielle Wirkung), ebenso wie Preiselbeerblätter (mit geringerem Arbutin-Gehalt). Die harntreibende Wirkung der Bärentraubenblätter (möglicherweise beruhend auf dem Flavonoid-Gehalt) wird von einigen Autoren genannt, ist aber insgesamt umstritten.

Anwendung

Innerlich in Form des Tee-Kaltansatzes, des Extraktes als »Harndesinfiziens« bei bakteriellen Entzündungen der ableitenden Harnwege. In Kombination mit anderen Drogen in Nieren- und Blasentees auch als Tee-Aufguß möglich.

Anwendungsgebiete der Kommission E
Enzündliche Erkrankungen der ableitenden Harnwege.
Ohne ärztlichen Rat nicht länger als 8 Tage verwenden und höchstens fünfmal jährlich.

Dosierung
Soweit nicht anders verordnet: Mittlere Tagesdosis: 10 g geschnittene oder pulverisierte Droge, entsprechend 400–700 mg Arbutin auf 150 ml Wasser als Aufguß oder Kaltmazerat.
Auf Alkalisierung des Harns ist zu achten.

Als traditionelles Arzneimittel nach § 109 a
Aufgrund der kurzen Anwendungszeit liegt keine Empfehlung der Kommission vor.

Baldrianwurzel

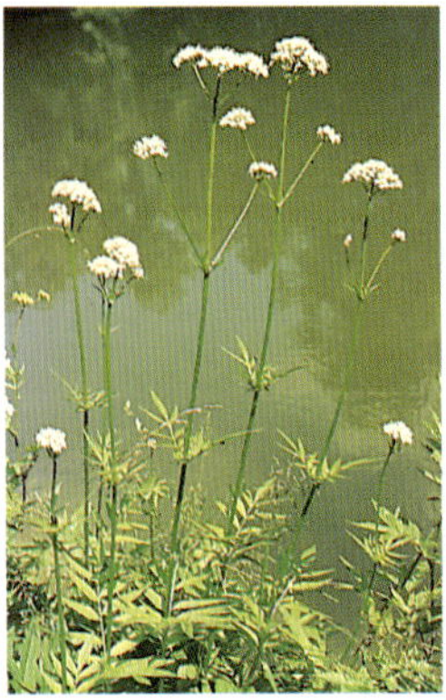

Volkstümliche Bezeichnungen
Katzenkraut, Mondwurzel, Stinkwurz, Dreifuß, Balderbracken, Balderjahn.

Arzneibuchbezeichnung
Baldrianwurzel (Valerianae radix) DAB 1997.

Stammpflanzen
Valeriana officinalis L. sensu latiore, Valerianaceae (Baldriangewächse). Valeriana officinalis ist eine Sammelart, bestehend aus diploiden, tetraploiden und oktaploiden Populationen.
Daneben existieren auch noch chemische Rassen.

Verwendete Pflanzenteile
Die unterirdischen Pflanzenteile (Wurzeln, Wurzelstock), die ausschließlich aus einem Anbau stammen.

Verwechslungen, Verfälschungen und minderwertige Droge
Die Wurzeln und Rhizome (= Wurzelstöcke) anderer Baldrian-Arten, insbesondere von V. off. var. angustifolia, dem japanischen Baldrian (= Kessowurzel), aber auch früher von Hahnenfußgewächsen. Minderwertige Droge sind Wurzelstöcke, die zu langsam oder über 40° C getrocknet, zu feucht oder zu lange gelagert wurden. Der Gehalt an ätherischem Öl kann dabei unter 0,5% sinken.

Hauptinhaltsstoffe

- 0,5–2% Valepotriate, mit den instabilen Valeriana-Epoxy-Triestern Valtrat, Didrovaltrat, Acevaltrat, IVHD-Valtrat, Isovaltrat, Valepotriathydrine und anderen.
- 0,01–0,05% Alkaloide und andere basische Substanzen, z.B. Valerianin, Actinidin und Valerin.
- 0,5–1,5% ätherisches Öl mit den Monoterpenen α- und β-Pinen, Fenchon, Camphen, Mycren, Limonen und Isovaleriansäureester des Borneols; den Sesquiterpenen Valerensäure, Acetoxyvalerensäure und Valerenal.

In den Zubereitungen sind meist keine Valepotriate, sondern bereits deren Abbauprodukte enthalten: z.B. Baldrinal, Homobaldrinal. Für den typischen Baldriangeruch ist die bei der Trocknung gebildete Isovaleriansäure verantwortlich. Valerensäure ist sowohl Leit- als auch Wirksubstanz.

Hauptwirkungen

Bei genügender Konzentration an ÄTHERISCHEM ÖL, und/oder an VALEPOTRIATEN haben **geeignete** Baldrianzubereitungen eine beruhigende Wirkung mit einer gleichzeitigen Steigerung des Konzentrations- und Leistungsvermögens. Die Valerensäure besitzt außerdem noch einen entkrampfenden (spasmolytischen) Effekt.
Baldrian**tee** und Baldrian**tinktur** enthalten **keine** Valepotriate und wirken dennoch beruhigend und einschlaffördernd.

Anwendung

Innerlich in Form einer Teeabkochung (2 Teelöffel Baldrianwurzel auf 1 Tasse heißes Wasser), als Baldriantinktur oder in Form stabiler galenischer Zubereitungen (z.B. Ölextrakte in Kapseln, standardisierte lipophile oder ethanolisch-wäßrige Extrakte, isoliertes Valepotriatgemisch) als Beruhigungsmittel bei Angst- und Spannungszuständen, bei nervösen Erschöpfungszuständen und bei Magenkrämpfen. Die Valepotriate zusammen mit dem ätherischen Öl beruhigen, ohne müde zu machen (= sog. ÄQUILANS) und sind daher besonders geeignet in Streßsituationen wie z.B. vor Prüfungen. Die Valepotriat-haltigen Präparate sind mehr als *Tagessedativa*, die Valepotriat-freien Präparate sind dagegen mehr als *Nachtsedativa* geeignet.
Äußerlich können Baldrianöl oder alkoholische Baldrianextrakte als Beruhigungsbäder angewendet werden (vermutlich respiratorischer Effekt).
Volksmedizinisch finden Baldrianzubereitungen noch Anwendung gegen Hysterie und bei klimakterischen Beschwerden.

Anwendungsgebiete ▷

Anwendungsgebiete der Kommission E
Unruhezustände, nervös bedingte Einschlafstörungen.

Dosierung
Soweit nicht anders verordnet: Infus: 2–3 g Droge pro Tasse ein- bis mehrmals täglich. Tinktur: 1/2–1 Teelöffel voll (1-3 ml) ein- bis mehrmals täglich. Extrakte: entsprechend 2–3 g Droge ein- bis mehrmals täglich.
Äußere Anwendung: 100 g Droge für 1 Vollbad, Zubereitungen entsprechend.

Als traditionelles Arzneimittel nach § 109 a
Zur Besserung des Befindens bei nervlicher Belastung.

Beinwellblätter und -wurzeln

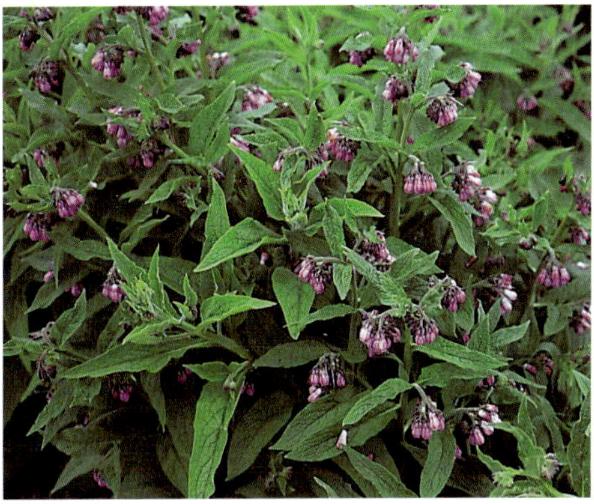

Volkstümliche Bezeichnungen
Wallwurz, Beinwurz, Hasenlaub, Honigblum, Küchenkraut, Milchwurz, Schmalwurz, Schmeerwurz, Schwarzwurz (nicht verwechseln mit der Schwarzwurzel, Scorzonera hispanica, Asteraceae), Speckwurz, Wottel.

Arzneibuchbezeichnungen
Beinwellwurzel DAC (Symphyti radix).

Stammpflanze
Symphytum officinale L., Boraginaceae (Rauhblattgewächse).

Verwendete Pflanzenteile
Die Wurzel (Radix Consolidae, Radix Symphyti).
Die Blätter (Folia Symphyti).
Das blühende Kraut (Herba Consolidae, Herba Symphyti; auch unter der englischen Bezeichnung »Comfrey« im Handel, wobei es sich meist um Symphytum x uplandicum bzw. S. peregrinum handelt).

▷

Hauptinhaltsstoffe der Wurzeln

- 0,6–0,8% Allantoin (5-Ureidohydantoin), eine Verbindung, die sich vom Xanthin ableitet.
- Ca. 5% Gerbstoffe.
- Reichlich Schleim.
- Phytosterine, organische Säuren, Cholin, Triterpenoide, Aminosäuren, Zucker.
- Alkaloide in Spuren (z. B. Symphitin und Echimidin, sind Pyrrolizidinalkaloide); es gibt seit 1996 PA-freie Zuchtsorten.

Hauptinhaltsstoffe der Blätter bzw. des Krautes

- Bis 1,3% Allantoin.
- 8–9% Gerbstoff.
- Bis 4% Kieselsäure.
- Schleim.
- Viel Eiweiß, Cholin, Zucker, ätherisches Öl.
- Pyrrolizidinalkaloide in Spuren.

Hauptwirkungen

Gesamtauszüge beschleunigen Wundheilungsprozesse und wirken entzündungshemmend. Allantoin fördert die Zellneubildung und damit die Regeneration von Gewebe. Cholin reduziert den Austritt von Gewebsflüssigkeit, erweitert die Arteriolen und führt damit zu einer verbesserten Durchblutung. An der wundheilenden Wirkung sind vermutlich auch der Schleim und die Gerbstoffe beteiligt. Auf der zusammenziehenden (adstringierenden) Wirkung der Gerbstoffe beruht auch die volksmedizinische Verwendung in Mund- und Gurgelwässern. Symphytum steht allerdings im Kreuzfeuer wissenschaftlicher Auseinandersetzungen, da er in geringen Mengen Pyrrolizidin-Alkaloide enthält, von denen sich einige Alkaloide in Tierversuchen und in sehr hoher Dosierung als toxisch erwiesen haben. Experimentelle Studien deuten darauf hin, daß bei äußerlicher Anwendung von Beinwellzubereitungen mit niedrigen PA-Gehalten kein toxikologisches Risiko besteht.

Anwendung

Äußerlich in Form von Salben, Pasten und Umschlägen (meist wäßrige Auszüge oder pulverisierte Droge) bei schlecht heilenden, unblutigen, stumpfen Verletzungen, Verstauchungen, Verrenkungen, Zerrungen, Prellungen, Quetschungen,-Schwellungen, Blut- und Reizergüssen, Muskelkater, Sehnen-, Sehnenscheiden- und Schleimbeutelentzündung, Nagelbettentzündung, Furunkel, Venenentzündung und Drüsenschwellungen infolge fieberhafter Erkältungskrankheiten.

Symphytum-Blätter werden als »Comfrey«-Gemüse, wegen ihres Eiweißreichtums, in England und Rußland geschätzt.

Die Kommission E befürwortet diese innerliche Einnahme nicht!

Für die Kultivierung als Gemüse dienen neben S. officinale vor allem S. peregrinum LEDEB.und S. x uplandicum NYM. als Stammpflanzen.

Anwendungsgebiete der Kommission E für Beinwellwurzel

Äußere Anwendung: Prellungen, Zerrungen, Verstauchungen

Dosierung

Soweit nicht anders verordnet: Salben oder andere Zubereitungen zur äußeren Anwendung mit 5–20% getrockneter Droge, Zubereitungen entsprechend.

Die pro Tag applizierte Dosis darf nicht mehr als 100 ug Pyrrolizidinalkaloide mit 1,2 ungesättigtem Necingerüst einschließlich ihrer N-oxide enthalten.

Als traditionelles Arzneimittel nach § 109a

Bislang liegt keine Empfehlung der Kommission vor.

Birkenblätter

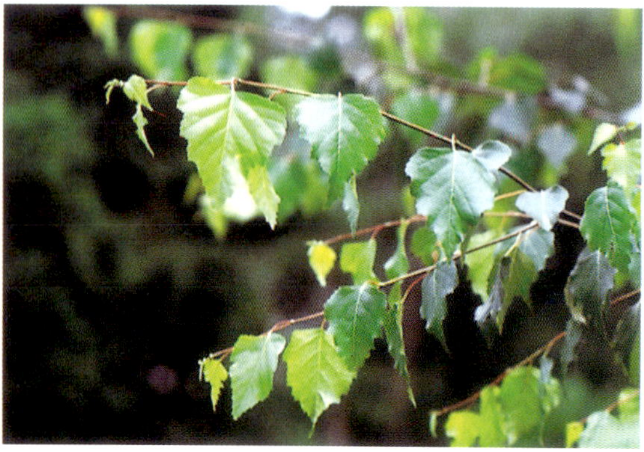

Volkstümliche Bezeichnungen
Besenbaum, Frühlingsbaum, Maibaum.

Arzneibuchbezeichnungen
Birkenblätter DAB 1997 (Betulae folium). Betula alba HAB 78.

Stammpflanzen
Betula pendula Roth (Hängebirke, Warzenbirke), Betula pubescens Ehrh. (Moorbirke), Betulaceae (Birkengewächse).

Verwendete Pflanzenteile
Die getrockneten Laubblätter. Außerdem finden noch der Saft aus den angebohrten Stämmen, die Rinde und der aus der Rinde gewonnene Teer (Pix betulina) sowie die Blattknospen (Gemmae Betulae) arzneiliche Verwendung.

Verwechslungen, Verfälschungen und minderwertige Droge
Das Arzneibuch fordert einen Mindestgehalt von 1,5% Flavonoiden (ber. als Hyperosid), der von den Handelsdrogen nicht immer erreicht wird. Die Droge darf max. 3% Zweigstücke und Teile weiblicher Kätzchen (Blütenstände) enthalten. Verwechslung mit den Blättern der Schwarzpappel (Populus nigra, Salicaceae) sind möglich.

Hauptinhaltsstoffe

- Ca. 2% Flavonglykoside (u.a. Hyperosid, Myricetindigalactosid).
- Evtl. Saponine unbekannter Struktur.
- 0,05–0,1% ätherisches Öl.
- Harze, Gerbstoffe.

Hauptwirkungen

Harntreibend (entwässernd) mit sog. »aquaretischem« Effekt.
Im Tierversuch konnte zwar nachgewiesen werden, daß Birkenblätterzubereitungen auch Salze (Elektrolyte) zusammen mit Wasser ausscheiden, dennoch dürfte es sich nur um eine *Aquarese* handeln. Zur Ausschwemmung von Ödemen dürfte die Wirksamkeit zu gering sein. Im Gegensatz zu harntreibend wirkenden ätherischen Öl-Drogen reizen Birkenblätter-Auszüge das Parenchym der Niere nicht.

Anwendung

Innerlich in Form des Tee-Aufgusses als harntreibendes Mittel bei Bakteriurie und zur Durchspülungstherapie.
Volksmedizinisch bei Rheuma, Gicht und Wassersucht, in sog. »Blutreinigungsmitteln«. Gleiche Anwendungen finden der Preßsaft aus frischen Birkenblättern und weinige Zubereitungen aus getrockneten Birkenblättern.
Äußerlich zu Haarwaschungen, der Birkensaft (aus den angebohrten Stämmen) auch in Haarwässern bei Haarausfall und gegen Hautausschläge.

Anwendungsgebiete der Kommission E

Zur Durchspülung bei bakteriellen und entzündlichen Erkrankungen der ableitenden Harnwege und bei Nierengrieß; zur unterstützenden Behandlung rheumatischer Beschwerden.

Dosierung

Soweit nicht anders verordnet: Mittlere Tagesdosis mehrmals täglich 2–3 g Droge; Zubereitungen entsprechend.

Als traditionelles Arzneimittel nach § 109 a

Zur Unterstützung der Ausscheidungsfunktion der Niere.

Blutwurz, Tormentillwurzelstock

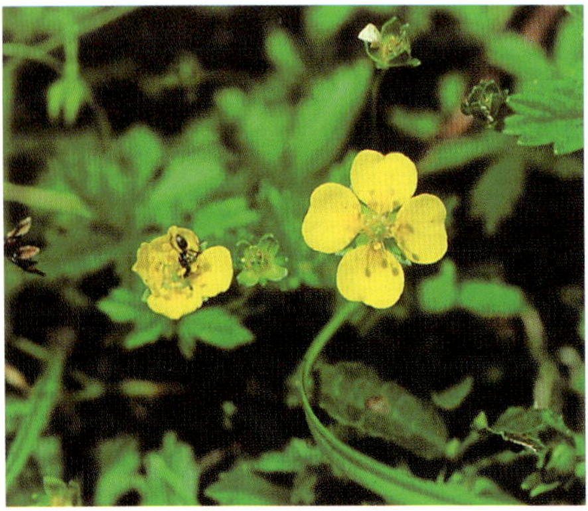

Volkstümliche Bezeichnungen
Fingerkrautwurzel, Rotwurz, Ruhrwurz, Siebenfingerwurzel, Tormentillwurzel.

Arzneibuchbezeichnungen
Tormentillwurzelstock DAB 1997 (Tormentillae rhizoma).

Stammpflanze
Potentilla erecta (L.) RAEUSCHEL, Rosaceae (Rosengewächse).

Verwendete Pflanzenteile
Der Wurzelstock und die Wurzeln.

Verwechslungen, Verfälschungen und minderwertige Droge
Auch die Wurzeln anderer Potentilla-Arten werden gelegentlich in gleicher Weise benutzt, ebenso die von Geum montanum und von Polygonum bistorta.
Unterscheidungsmerkmal: Tormentosid (ein Triterpenglykosid), das dünnschichtchromatografisch nur in Torrmentillae rhizoma nachweisbar ist.
Tormentillae rhizoma gilt als gleichwirksame einheimische Austauschdroge für Ratanhia-Wurzel.

Hauptinhaltsstoffe

Ca. 20% (kondensierte) Catechin-Gerbstoffe (Tormentillgerbsäure und Tormentillrot; Bruch- und Schnittstellen der frisch gegrabenen Wurzel färben sich »blutrot«); etwas freie Ellagsäure.

Hauptwirkungen

Adstringierend (zusammenziehend), stopfend, blutstillend, schweißhemmend, bakteriostatisch (keimhemmend).

Anwendung

Innerlich in Form der pulverisierten Droge (aufgeschwemmt, z.B. in Rotwein), der Tee-Abkochung (1 Teelöffel mit 1/4 Liter kaltem Wasser übergießen und 15 Minuten kochen) und der Tinktur als Antidiarrhoicum (besonders gegen unspezifische Sommerdurchfälle) und bei Magen- und Darmstörungen (Blähungen, Gärungserscheinungen).
Äußerlich zu Pinselungen bei Entzündungen des Mund- und Rachenraumes und bei übermäßiger Schweißabsonderung unter den Achseln und an den Füßen. Als Gurgelmittel bei Entzündungen des Mund- und Rachenraumes. Als Teilbäder oder als Umschläge bei Hämorrhoiden, Verbrennungen, Frostbeulen und schlecht heilenden Wunden.

Anwendungsgebiete der Kommission E

Unspezifische, akute Durchfallerkrankungen; leichte Schleimhautentzündungen im Mund- und Rachenraum.

Dosierung

Tagesdosis: 4–6 g Droge, Zubereitungen entsprechend.

Als traditionelles Arzneimittel nach § 109a

Bislang liegt keine Empfehlung der Kommission vor.

Brennesselkraut

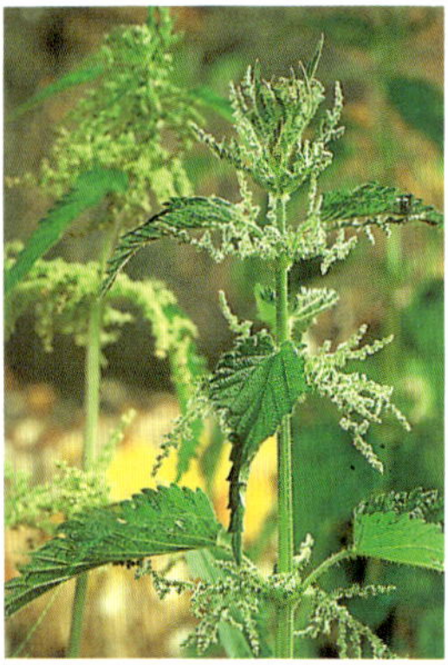

Volkstümliche Bezeichnungen
Donnernessel, Hanfnessel, Nettel, Saunessel, Senznessel

Arzneibuchbezeichnungen
Brennesselkraut DAB 1997, (Urticae herba) DAC.

Stammpflanzen
Urtica dioica L. (Große Brennessel) und Urtica urens L. (Kleine Brennessel, Garten-Brennessel), Urticaceae (Brennesselgewächse).

Verwendete Pflanzenteile
Das Kraut bzw. die Blätter, der Wurzelstock bzw. die Wurzeln, die Samen.

Verwechslungen, Verfälschungen und minderwertige Droge
Als Verfälschung können die Blätter von Lamium album, der Taubnessel, vorkommen. Die Wurzeln können mit anderen Urtica-Arten verfälscht werden.

Hauptinhaltsstoffe des Krautes
- 0,1–0,5% Histamin, 1% Acetylcholin, 0,02% Serotonin.
- Ameisen-, Essig- und Buttersäure.
- Carotinoide und viel Chlorophyll.
- Mineralsalze, darunter vor allem Kieselsäure und Kaliumsalze.
- Vitamine, vor allem Vitamin C im frischen Kraut.

- Glukokinine (ähnlich dem Vorkommen in Bohnenschalen und Heidelbeerblättern) werden von manchen Autoren angezweifelt.
- Caffeoyläpfelsäure, als wirksamkeits*mit*bestimmende Leitsubstanz.

Inhaltsstoffe der Wurzeln

- Gerbstoffe.
- Sterine, darunter vor allem β-Sitosterin.
- Urtica-Agglutinine und Polysaccharide.

Hauptwirkungen des Krautes

Schwach entwässernd;-Erleichterung der Harnsäureausscheidung, die möglicherweise aufgrund der basischen Eigenschaften (Kaliumsalze) zustande kommt. Entzündungshemmend aufgrund der Hemmung der Cyclooxygenase und der Lipoxygenase. Die blutzuckersenkende Wirkung durch die Glukokinine ist umstritten. Äußerlich durchblutungsfördernd durch die Inhaltsstoffe der Brennhaare.

Anwendung

Innerlich in Form des Frischpflanzen-Preßsaftes und als Tee-Aufguß (1 Eßl. getrocknetes Kraut mit 1 Tasse siedendem Wasser übergießen, 10 Min. ziehen lassen) zur Anregung des Körperstoffwechsels (zu »Frühjahrskuren« und als Bestandteil sog. »Blutreinigungsmittel«), gegen Rheuma und Gicht sowie bei Erkrankungen der Harnwege, z.B. bei Nieren- und Harngrieß.
Äußerlich in Form des Frischpflanzen-Preßsaftes als Gurgelmittel, der Aufguß oder ein Absud mit Essig auch als Haarwuchsmittel und gegen Schuppen.
Volksmedizinisch wird bei rheumatischen Beschwerden die Haut mit frischen Brennesseln gepeitscht, der Frischpflanzenpreßsaft oder auch Teezubereitungen werden bei Galle- und Leberbeschwerden angewendet. Frische Brennesseln dienen auch (zusammen mit Löwenzahn) als Vitamin-C-reicher Wild-Salat.

Anwendungsgebiete ▷

Anwendungsgebiete der Kommission E
Bei Einnahme und äußerer Anwendung: Zur unterstützenden Behandlung rheumatischer Beschwerden.
Bei Einnahme: Zur Durchspülung bei entzündlichen Erkrankungen der ableitenden Harnwege. Als Durchspülung zur Vorbeugung und Behandlung von Nierengrieß (reichlich trinken!).

Dosierung
Soweit nicht anders verordnet: mittlere Tagesdosis 8–12 g Droge; Zubereitungen entsprechend.

Anwendungsgebiete für Zubereitungen aus Brennesselwurzeln
Miktionsbeschwerden bei Prostataadenom Stadium I und II.

Als tradionelles Arzneimittel nach § 109 a (Brennnesselkraut)
Zur Unterstützung der Ausscheidungsfunktion der Niere.

Buchweizenkraut

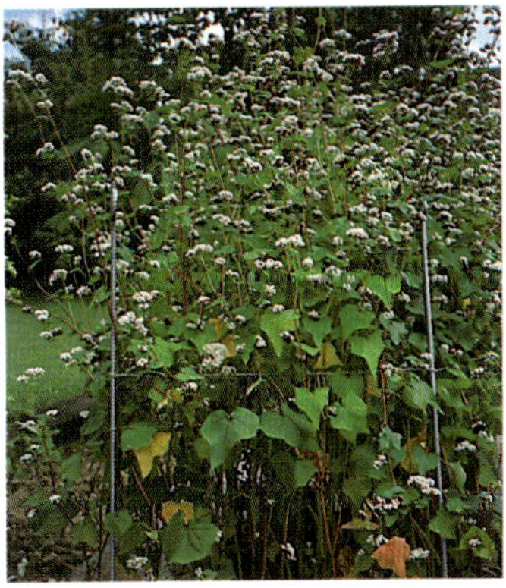

Volkstümliche Bezeichnungen

Bokert, Heidekorn, Tater, Gricken, Schwarz-Plent.

Stammpflanzen

Fagopyrum esculentum MOENCH, Fagopyrum tataricum (L.) GAERTN., Polygonaceae (Knöterichgewächse).

Verwendete Pflanzenteile

Das blühende Kraut. Die nährstoffreichen Nußfrüchte des Buch-»weizens« hatten früher große Bedeutung als Getreideersatz (Buchweizengrütze). Seit einigen Jahren gewinnen sie wegen ihres relativ hohen Eiweißgehaltes wieder mehr an Bedeutung (siehe Kochbücher zur Vollwertküche).

Verwechslungen, Verfälschungen und minderwertige Droge

Da Buchweizen in früheren Zeiten eine große Rolle als Getreideersatz, besonders auf nährstoffarmen Böden, spielte, existieren eine ganze Reihe von Kulturvarietäten, die sich im Rutin-Gehalt des Krautes stark unterscheiden. Daneben beeinflussen Standort, Klima, Bodenbeschaffenheit und Erntezeitpunkt sehr stark den Rutin-Gehalt. Eine gute Droge muß mindestens 4% Flavonoide (Rutin) aufweisen. Da Stengel und Früchte einen sehr niedrigen Rutingehalt (unter 1%) besitzen, sollten sie in der Droge nur in geringen Mengen vorhanden sein.

Hauptinhaltsstoffe

- ➡ Flavonoide, überwiegend Rutin (bis 8% in den getrockneten Blättern, bis 12% in den Blüten).
- ➡ Kaffeesäurederivate.
- ➡ Fagopyrin (= ein Dianthronderivat, ähnlich dem Hypericin aus Johanniskraut) in Spuren in den Blüten.

▷

Hauptwirkungen

Rutin normalisiert, wahrscheinlich über eine Hemmung des Fermentes Hyaluronidase, eine erhöhte Durchlässigkeit (Permeabilität) und Brüchigkeit (Fragilität) der Blutgefäße (Kapillaren). Darüber hinaus besitzt es noch einen Einfluß auf die Dehnungsfähigkeit (Elastizität) der Gefäße. Neuerdings wird eine Beeinflussung der Prostaglandin-Synthese und damit eine direkte vorbeugende Wirkung auf die Entstehung der Arteriosklerose diskutiert. Da Rutin schlecht resorbiert wird, ist eine genügend hohe Dosierung notwendig, die bei einer Verwendung von Buchweizenkraut mit mehr als 4% Rutin gewährleistet ist. Der vor allem in frischem blühendem Buchweizenkraut enthaltene photosensibilisierende Stoff »Fagopyrin« ist in der getrockneten Droge nur in Spuren nachweisbar. Toxische Wirkungen von gebräuchlichen Dosen an Buchweizen-Tee konnten bislang weder experimentell noch beim Patienten beobachtet werden. Eine positive Wirkung des Fagopyrins auf das ZNS wird diskutiert.

Anwendung

Innerlich in Form des Tee-Aufgusses, des gepulverten Krautes und des isolierten Rutins, letzteres meist in Kombinationspräparaten.
Zur unterstützenden Behandlung der Arteriosklerose, vorbeugend bei erheblich oder konstitutionell bedingter Veranlagung zu Bindegewebsschwächen (mit der Folge von Venenerkrankungen), bei peripheren Durchblutungsstörungen, vorbeugend bei »stehenden Berufen«.
Die berechtigte Anwendung bei der chronisch venösen Insuffizienz (= CVI) wird durch eine jüngste (1994) klinische Doppelblindstudie abgesichert.

Es existiert keine Monographie der Kommission E. Die Wirksamkeit ist lediglich für das Fertigarzneimittel Fagorutin® sowohl klinisch als auch experiementell nachgewiesen.

Als tradionelles Arzneimittel nach § 109 a

Für die Arzneistoffe Rutosid (Rutin) – reichlich enthalten im Buchweizenkraut – sowie für das Troxerutin ist das Anwendungsgebiet: »Als mild wirkendes Arzneimittel zur Besserung von Beinbeschwerden wie Schweregefühl bei müden Beinen« verabschiedet worden.

Efeublätter

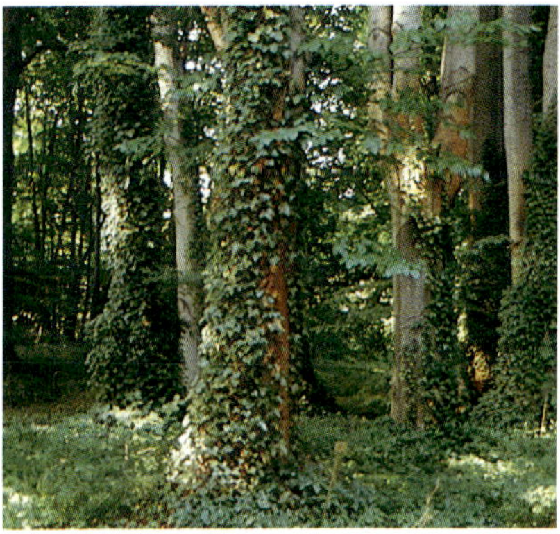

Volkstümliche Bezeichnungen
Rankenefeu,
Mauerefeu,
Totenranke.

Arzneibuchbezeichnung
Efeublätter DAC
(Hederae folium)

Stammpflanze
Hedera helix L., Araliaceae (Araliengewächse).

Verwendete Pflanzenteile
Als Droge werden die im Frühjahr bis Frühsommer aus dem unteren Bereich des Efeus gesammelten Laubblätter verwendet. Wegen der problematischen Dosierung der Blätter als Tee werden heute nur mehr **Extrakte**, verarbeitet in Tinkturen (= Tropfen), Hustensäften, Tabletten und Zäpfchen, verwendet. Teezubereitungen können bei einer Überdosierung zum Erbrechen führen!

Verwechslungen, Verfälschungen und minderwertige Droge
Verfälschungen der Blattdroge kommen praktisch nicht vor. Unterdosierte Extraktzubereitungen als Fertigarzneimittel können als nicht empfehlenswerte Phytopharmaka bezeichnet werden.

▷

Hauptinhaltsstoffe

- Etwa 2,5% bis 6% vorwiegend bisdesmosidische Triterpensaponine mit drei verschiedenen Aglyka;
- Hauptsaponin ist das Hederasaponin C (syn. Hederacosid C).
- Geringe Mengen an Monodesmosiden, darunter Hederin und Hederageninglukosid.
- Flavonolglykoside.
- Polyacetylene, darunter Falcarinon und Falcarinol.

Hauptwirkungen

Experimentell und klinisch sind für Blattextrakte spasmolytische (krampflösende) und expektorierende (auswurffördernd) Effekte nachgewiesen worden. Die isolierten Hedera-Saponine wirkten in-vitro Untersuchungen antimykotisch und antibakteriell und erwiesen sich im Ames-Test (Prüfung auf erbschädigende Wirkung) als nicht toxisch. Bei der topischen (äußerlichen) Prüfung eines Hedera-Saponinkomplexes zeigte dieser einen ähnlichen antiödematösen Effekt wie das »Roßkastanien-Aescin«. Klinische Untersuchungen mit standardisierten Blattextrakten zeigten eine Wirksamkeit bei akuten Katarrhen der Atemwege, insbesondere bei krampfartigen Hustenattacken – vor allem bei Keuchhusten – und bei chronischer Bronchitis.

Anwendung

Als schleimlösendes und hustenreizstillendes Expektorans (Hustenmittel), insbesondere bei chronischer Bronchitis und krampfartigen Bronchitiden bei Kindern, Kleinkindern und Säuglingen; als Begleittherapie bei Keuchhusten, speziell in Form von Zäpfchen.

Anwendungsgebiete der Kommission E

Katarrhe der Luftwege; symptomatische Behandlung chronisch-entzündlicher Bronchialerkrankungen.

Dosierung

Tagesdosis 0,3 g Droge; Zubereitungen entsprechend.

Als traditionelles Arzneimittel nach § 109 a

Bislang liegt noch keine Empfehlung der Kommission vor.

Eibischwurzel, -blüten und -blätter

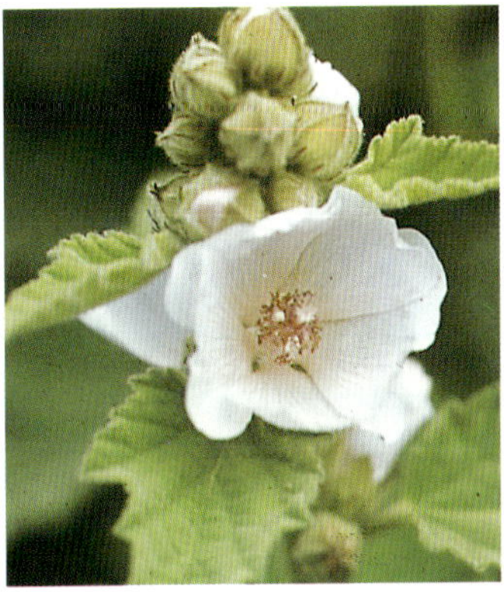

Volkstümliche Bezeichnungen
Samtpappel, Heilwurz, Weiße Malve, Weißwurzel, Schleimwurzel (Marsh Mallow).

Arzneibuchbezeichnungen
Eibischwurzel DAB 1997 (Althaeae radix).
Folia Althaeae DAB 6.

Stammpflanze
Althaea officinalis L., Malvaceae (Malvengewächse).

Verwendete Pflanzenteile
Die Wurzeln (hauptsächlich im Herbst gegraben und bei 35°C getrocknet, da dann der Schleimgehalt am höchsten ist). Die Blätter (vor oder während der Blütezeit [Juni/Juli] gesammelt). Die Blüten (es werden möglichst nur die voll geöffneten Blüten im Juli/August gesammelt).

▷

Verwechslungen, Verfälschungen und minderwertige Droge

Alle Pflanzenteile werden sowohl im frischen Zustand als auch im getrockneten Zustand häufig von Insekten und Pflanzenschädlingen befallen, besonders vom Rostpilz Puccinia malvacearum. Um nachträglichen Insektenbefall zu vermeiden, ist die Droge in dichten Behältnissen und möglichst mit einem geeigneten Trockenmittel aufzubewahren.
Die Wurzeln werden verfälscht mit denen der Stockmalve (Althaea rosea) oder Althaea narbonensis. Im Handel anzutreffen sind Drogen, die nicht die vom Arzneibuch geforderte Quellungszahl 10 erreichen oder die durch Bleichen mit Sulfitlauge bzw. durch Behandlung mit Kalk oder Gips geschönt worden sind.
Verwechslungen der Blätter und Blüten treten manchmal mit denen von Lavatera thuringiaca (Thüringer Strauchpappel) auf.

Hauptinhaltsstoffe

Wurzeln: Bis zu 15% Membranschleim (bestehend aus Galacturonorhamnanen, Glucanen und Arabinogalaktanen), ca. 35% Stärke und ca. 11% Pektine, ca. 7% phosphatreiche Mineralstoffe.
Blätter: 6–9% Schleim, ätherisches Öl in Spuren.
Blüten: 5–9% Schleim, Anthocyane, Asparagin (Aminosäure).
Die Schleimstoffe aller drei Pflanzenteile werden im Magen-Darmtrakt verdaut und besitzen dadurch keine abführende Wirkung.

Hauptwirkungen

Innerlich: In der Form wäßriger Zubereitungen einhüllend und reizmildernd. Die Schleimstoffe von Eibisch schützen die Schleimhäute gegen schädliche Einwirkungen von außen. Durch die »beruhigende bzw. dämpfende« Wirkung auf den Vagus im Magen wird reflektorisch der Hustenreiz gemildert.

Anwendung

Innerlich als wäßriger Kaltansatz (wegen des hohen Anteils an Stärke und Pektin dürfen Eibischwurzeln nicht heiß angesetzt werden), bei entzündlichen Reizzuständen des Rachenraumes, besonders geeignet bei Reizhusten. Von dem körperwarmen Schleimauszug trinkt man mehrmals täglich eine Tasse (ca. 5 g Eibischwurzeln auf 1 Tasse). Sehr geeignet, besonders in der Kinderheilkunde, ist der Eibischsirup.

Äußerlich wird der Schleim gelegentlich zu erweichenden Umschlägen, z.B. bei Furunkeln, verwendet.
Volksmedizinisch werden die Wurzeln auch zur Linderung von Halsschmerzen gekauft.

Anwendungsgebiete der Komission E für die Wurzel
Schleimhautreizungen im Mund- und Rachenraum und damit verbundener trockener Reizhusten.
Leichte Entzündung der Magenschleimhaut.

Dosierung
Soweit nicht anders verordnet: Tagesdosis: 6 g Droge; Zubereitungen entsprechend. Eibischsirup: Einzeldosis 10 g.

Anwendungsgebiete der Kommission E für die Blätter
Schleimhautreizungen im Mund- und Rachenraum und damit verbundener trockener Reizhusten.

Dosierung
Soweit nicht anders verordnet: Tagesdosis: 5 g Droge; Zubereitungen entsprechend.

Als traditionelles Arzneimittel nach § 109 a
Bislang liegt noch keine Empfehlung der Kommission vor.

Eichenrinde

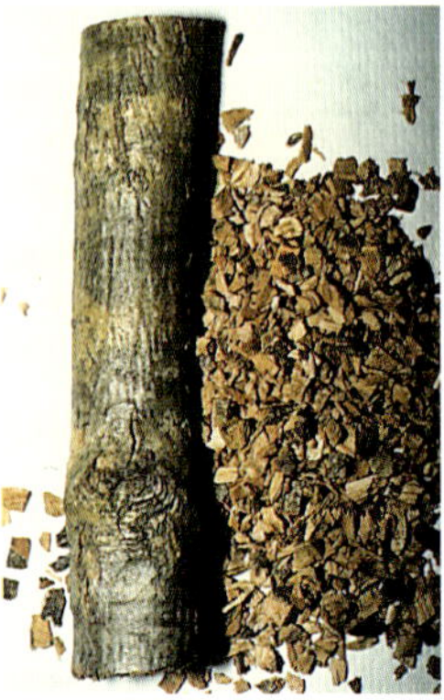
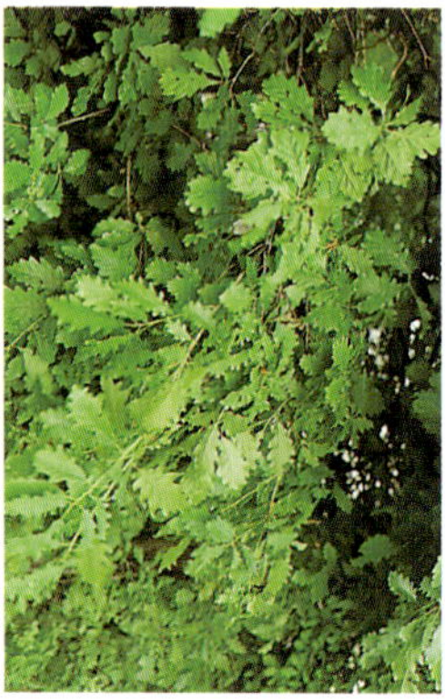

Volkstümliche Bezeichnungen
Stiel- oder Sommereiche, Stein- oder Wintereiche und Spiegel- oder Glanzrinde.

Arzneibuchbezeichnung
Eichenrinde DAC (Quercus cortex), Cortex Quercus ÖAB und Ph. Helv. VII.

Stammpflanzen
Quercus robur L. (Stieleiche) und Quercus petraea LIEBL. (Trauben-, Stein- bzw. Wintereiche), Fagaceae (Buchengewächse).

Verwendete Pflanzenteile
Die Rinde jüngerer Zweige und Stockausschläge, die im-Frühjahr gesammelt wird. Man bezeichnet im Handel diese Droge als »Spiegel- oder Glanzrinde«, weil sie glänzend silbrig ist.

Verwechslungen, Verfälschungen und minderwertige Droge
Als Verfälschung kommt die Rinde von Fraxinus excelsior (Esche) vor. Als minderwertige Drogen kommen entweder Rinden vor, die bereits eine Borke ausgebildet haben oder überalterte und feucht gelagerte Rinden. Beide Drogen besitzen einen verminderten Gehalt an wasserlöslichen Gerbstoffen (Entstehung von Phlobaphenen [Kondensationsprodukten], welche die »Gerbstoffwirkung« nicht mehr besitzen).

Hauptinhaltsstoffe

8–20% Gerbstoffe, kondensierte (= Catechingerbstoffe) und hydrolysierbare Gerbstoffe (= Gallussäuregerbstoffe).

Hauptwirkungen

Die Gerbstoffe wirken entzündungshemmend, adstringierend und gerbend auf die Haut und die Schleimhaut, wodurch sie den Bakterien den Nährboden entziehen und ferner durch die Verfestigung des kolloidalen Gefüges der obersten Gewebsschichten eine Art »Schutzhäutchen« bilden. Die Gerbstoffe reagieren mit den Proteinen der Kollagenfasern der Haut zu unlöslichen Komplexen. Durch die zusammenziehende Wirkung können durch Gerbstoffe die kleinen Blutkapillaren abgedichtet werden, beispielsweise bei Hautabschürfungen.

Anwendung

Äußerlich in der Humanmedizin hauptsächlich als Abkochung (2–4 gehäufte Teelöffel auf 1/4 Liter Wasser) verwendet gegen übermäßigen Fußschweiß, Frostbeulen, Ausschläge, Ekzeme (z.B. Berufsekzeme bei Bäckern), und zum Gurgeln und Spülen bei Entzündungen im Mund- und Rachenraum.
Innerlich auch in der Veterenärmedizin bei Durchfällen, neuerdings auch in der Humanmedizin in Form von Kapseln verwendet.

Anwendungsgebiete der Kommission E

Äußere Anwendung: Entzündliche Hauterkrankungen.
Innere Anwendung: Unspezifische, akute Durchfallerkrankungen.
Lokale Behandlung leichter Entzündungen im Mund- und Rachenbereich sowie im Genital- und Analbereich.

Dosierung

Soweit nicht anders verordnet: Einnahme: Tagesdosis 3 g Droge, Zubereitungen entsprechend.
Für Spülungen, Umschläge und Gurgellösungen: 20 g Droge auf 1 l Wasser, Zubereitungen entsprechend.
Für Voll- und Teilbäder: 5 g Droge auf 1 l Wasser, Zubereitungen entsprechend.

Als traditionelles Arzneimittel nach § 109a

Bislang liegt keine Empfehlung der Kommission vor.

Eleutherokokkuswurzel, Taigawurzel

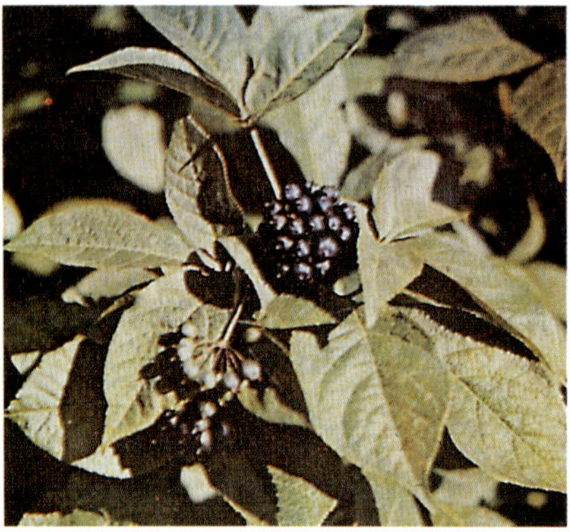 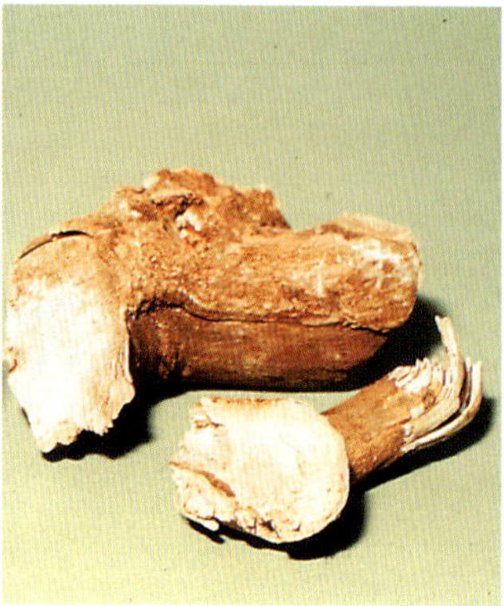

Volkstümliche Bezeichnungen
Taigawurzel, Russischer Ginseng.

Stammpflanze
Eleutherococcus senticosus RUPR. et MAXIM., Araliaceae (Efeugewächse), (vgl. Ginseng S. 81); mehrjähriger Strauch aus dem Fernen Osten (vor allem in Sibirien).

Verwendeter Pflanzenteil
Die Wurzel und in erster Linie Extrakte, die in Rußland produziert werden.

Hauptinhaltsstoffe
- Eleutheroside A–M (nur zum Teil vergleichbar mit den Ginsengsaponinen!).
- Lignane und Cumarine.

Hauptwirkungen
Vermutlich wirken die Eleutheroside als unspezifisches Reizmittel. Unter ihrem Einfluß konnte eine allgemeine Kräftigung (Tonisierung) und Steigerung der Arbeitsleistung sowie eine

Aktivierung der Körperabwehrkräfte beobachtet werden. Auch soll erhöhter Blutdruck wieder normalisiert werden. Nicht gerechtfertigt ist der Einsatz der Droge zur Behandlung von Zuckerkrankheit (Diabetes) und Krebserkrankungen! Patienten mit sehr hohem Blutdruck sowie Fieberkranke und Infarkt-Patienten sollten Extrakte aus der Taiga-Wurzel nicht einnehmen. Auf Erfahrungen in unserem westeuropäischem Kulturraum kann bei Eleutherokokkus nicht zurückgegriffen werden.

Anwendung

Innerlich in Form der meist alkoholischen Gesamt-Extrakte zur Kräftigung, Leistungssteigerung und Aktivierung der Abwehrkräfte.

Anwendungsgebiete der Kommission E

Als Tonikum zur Stärkung und Kräftigung bei Müdigkeits- und Schwächegefühl, nachlassender Leistungs- und Konzentrationsfähigkeit sowie in der Rekonvaleszenz.

Dosierung

Soweit nicht anders verordnet: Tagesdosis 2–3 g Droge, Zubereitungen entsprechend.

Als traditionelles Arzeimittel nach § 109 a

Zur Besserung des Allgemeinbefindens.

Enzianwurzel

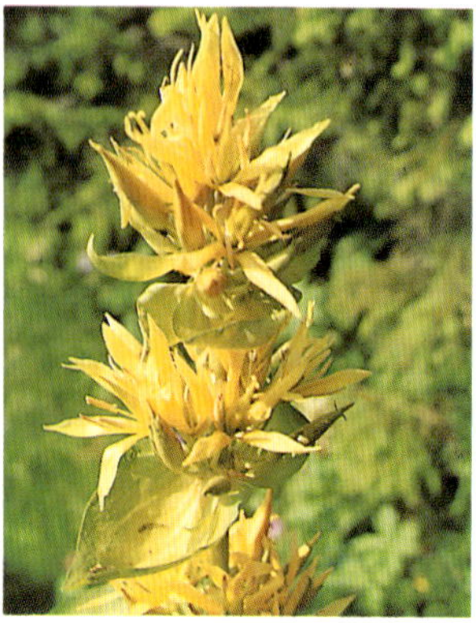

Volkstümliche Bezeichnungen
Bitterwurzel, Fieberwurzel, Bergfieberwurzel, Hochwurzel, Inzallwurzel.

Arzneibuchbezeichnung
Enzianwurzel DAB 1997 (Gentianae radix).

Stammpflanzen
Gentiana lutea L., Gentianaceae (Enziangewächse). Das DAB läßt nur Gentiana lutea als Stammpflanze zu, während andere Arzneibücher auch die Wurzeln von Gentiana pannonica, G. punctata und Gentiana purpurea zulassen, die sogar einen wesentlich höheren Bitterwert haben.

Verwendete Pflanzenteile
Die ohne Fermentation schnell getrockneten Wurzeln und Wurzelstöcke (alle unterirdischen Pflanzenteile).

Verwechslungen, Verfälschungen und minderwertige Droge
Als DAB-Verfälschungen kommen Wurzeln anderer Enzian-Arten und Rumex-Arten vor. Minderwertig sind Wurzeln, die unsachgemäß getrocknet wurden und einen zu niedrigen Bitterwert besitzen. Von Insekten befallene Drogen sind ebenfalls minderwertig.

Hauptinhaltsstoffe

- Bitterstoffe: 2–3,5% Gentiopikrin (= Gentiopikrosid) und ca. 0,05% Amarogentin (sind Secoiridoide).
- Vergärbare Zucker: Gentianose (= Trisaccharid) und Saccharose.
- Gelb gefärbte Xanthone: Gentisin, Isogentisin und ihre Glykoside.

Hauptwirkungen

Die Bitterstoffwirkung ist bei Magersüchtigen und bei Personen, bei denen die Bildung von Verdauungs-Enzymen gestört ist, stark ausgeprägt. Die Wirkung setzt – mit gelegentlichen Ausnahmen – nach einer halben Stunde ein, weswegen man Bittermittel eine halbe Stunde vor den Mahlzeiten einnehmen muß.
Folgende Wirkungen lassen sich feststellen:
Zunahme der Speichel- und Magensaftproduktion, starke Appetitanregung, stärkere Durchblutung der Schleimhäute von Magen und Darm, Beschleunigung der Magenentleerung, Förderung der Aufnahme von Nahrungsbestandteilen vom Darm in die Blutbahn, Förderung der Gallensekretion, Stimulierung der Dünndarmmotorik.-Die Wirkungen kommen auf zwei verschiedenen Wegen zustande:
Direkte Wirkung: sie setzt ein durch den direkten Kontakt mit den entsprechenden Schleimhäuten im Magen und Darm oder dadurch, daß die Wirkstoffe über die Blutbahn zu den Organen gelangen, auf die sie eine Wirkung ausüben.
Reflektorische Wirkung: Bitterstoffe führen bei Kontakt mit bestimmten Zellen der Zunge zu der Geschmacksempfindung bitter. Durch diesen Nerven-Reiz in den sog. Geschmacksknospen wird die Enzymproduktion von Magen und Darm stimuliert. Gentiopikrin wirkt nicht nur als Bitterstoff. Es soll ähnlich dem Chinin wirksam gegen Malaria und außerdem fiebersenkend und immunstimulierend sein.

Anwendung

Innerlich in Form wäßriger (Teezubereitungen), weiniger bzw. alkoholischer (Tinkturen) Zubereitungen bei Appetitlosigkeit, bei Verdauungsstörungen, bei Leber- und Galleerkrankungen, in der Rekonvaleszenz, als Zusatzmedikation bei fiebrigen Erkältungskrankheiten und Sommerdurchfällen und in der Lebensmittelindustrie als Aperitif. Für eine Tasse Enziantee verwendet man 1 Teelöffel zerkleinerte Enzianwurzel und man kocht wegen der Thermolabilität der Enzianbitterstoffe nur kurz auf. Auch ein Kaltansatz (8–10 Stunden) ist möglich. Personen, die an Magenübersäuerung leiden, sollten keine Enzianzubereitungen nehmen.

▷

In Kombination mit anderen Drogen bei akuten und chronischen Entzündungen der Nasennebenhöhlen *(Sinusitis)* sowie gegen Bronchitis!

Volksmedizinisch wird Enzian in Form von Fluidextrakten als Antimalariamittel verwendet.

Anwendungsgebiete der Kommission E

Verdauungsbeschwerden wie Appetitlosigkeit, Völlegefühl, Blähungen.

Dosierung

Tagesdosis: Tinktur (entsprechend EB6): 1–3 g. Fluidextrakt (entsprechend EB6): 2–4 g. Droge: 2–4 g.

Als traditionelles Arzeimittel nach § 109 a

Zur Besserung des Allgemeinbefindens.

Eucalyptusblätter und ätherisches Eucalyptusöl

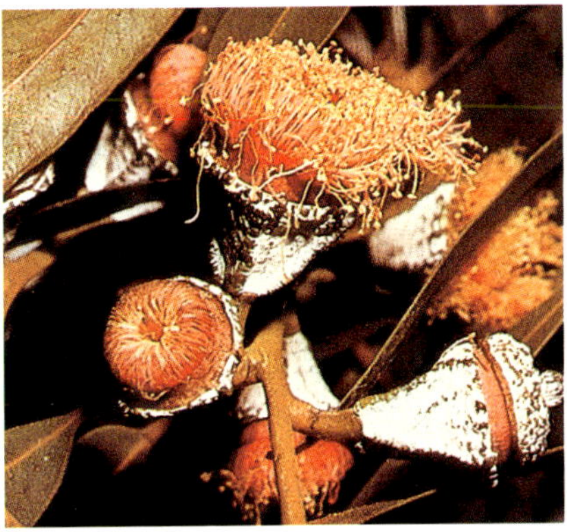

Volkstümliche Bezeichnungen
Fiederbaumblätter,
Blaugummibaumblätter,
Fever tree leaf.

Arzneibuchbezeichnung
Eucalyptusblätter DAB 1997
(Eucalypti folium) und
Eucalyptusöl DAB 1997
(Eucalypti aetheroleum).

Stammpflanze
Eucalyptus globulus LABILL., Myrtaceae (Myrtengewächs).

Verwendete Pflanzenteile
Die sichelförmigen, gelblich-grünen Folgeblätter und das daraus durch Wasserdampfdestillation gewonnene ätherische Eucalyptusöl.

Verwechslungen, Verfälschungen und minderwertige Droge
Gelegentlich sind die herz- oder eiförmigen Jugendblätter (Primärblätter) beigemengt, die im durchscheinenden Licht eine starke Punktierung aufweisen. Ferner können für die Gewinnung des ätherischen Öles andere Eucalyptusarten bzw. chemische Rassen verwendet werden, die Cineolarm sind und vor allem Phellandren enthalten. Diese Öle besitzen nicht den typischen »Eucalyptus-Geruch«.

▷

Hauptinhaltsstoffe

- 1,5 bis 3,5% ätherisches Öl (nach DAB mindestens 2,0%) mit 70 bis 85% Cineol (syn. Eucalyptol), daneben sind kleine Mengen an Monoterpen wie alpha-Pinen, p-Cymen u.a. enthalten.
- Gallotannine und kondensierte Gerbstoffe.
- 2–4% Triterpene.
- Flavonoide.
- Phloroglucinderivate, darunter die Euglobale, Marcocarpale und das Eucalypton mit einer beachtlichen antibakteriellen Wirkung.

Hauptwirkungen

Eucalyptusblätterzubereitungen, vor allem das ätherische Eucalyptusöl wirken sekretomotorisch (= auswurffördernd), expektorierend und schwach spasmolytisch (= krampflösend). Das ätherische Öl wirkt zudem antiseptisch, ist desodorierend und äußerlich kühlend. Beim langsamen Trinken von Eucalyptustee wirken die Gallotannine und kondensierten Gerbstoffe entzündungshemmend auf die entzündete Rachenschleimhaut.

Anwendung

Innerlich als Tee bzw. wirksamer ist das ätherische Öl in magensaftresistenten Kapseln bei Erkältungskrankheiten der Luftwege mit zähflüssigem Sekret und zur unterstützenden Therapie bei Bronchitis, insbesondere bei chronischer Bronchitis.
Äußerlich in Form von Salben, die Eucalyptusöl enthalten bzw. das reine Eucalyptusöl zur Inhalation bei Erkältungskrankheiten der Luftwege, insbesondere bei Schnupfen.

Anwendungsgebiete der Kommission E
Blätter: Erkältungskrankheiten der Luftwege.
Dosierung: Tagesdosis 4 bis 6 g Eucalyptusblätter.
Ätherisches Eucalyptusöl: Innere und äußere Anwendung bei Erkältungskrankheiten der Luftwege. Äußere Anwendung: bei rheumatischen Beschwerden.
Dosierung: Innere Anwendung 0,3 bis 0,6 g Eucalyptusöl.
Äußere Anwendung: 5 bis 20% in öligen und halbfesten Zubereitungen, 5 bis 10% in wäßrig-ethanolischen Zubereitungen, reines ätherisches Öl einige Tropfen einreiben.

Als traditionelles Arzneimittel nach § 109 a
Linderung rheumatischer Beschwerden im nicht akuten Stadium.

Faulbaumrinde

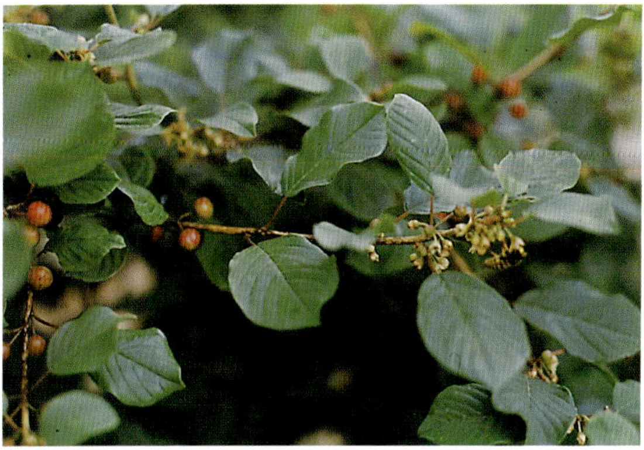

Volkstümliche Bezeichnungen
Glatter Wegdorn, Brechwegdorn, Spillbaum, Amselbaum, Pulverholz, Zwecken-, Zapfen-, Grindholz, Buckthorn, Gichtholz, Hundsbeere, Schusterholz, Sprickel.

Arzneibuchbezeichnung
Faulbaumrinde DAB 1997 (Frangulae cortex).

Stammpflanze
Frangula alnus MILL., syn. Rhamnus frangula L., Rhamnaceae (Kreuzdorngewächse).

Verwendete Pflanzenteile
Die im Frühjahr geerntete und mindestens 1 Jahr gelagerte Rinde.

Verwechslungen, Verfälschungen und minderwertige Droge
Die Rinden von Rhamnus alpinus ssp. fallax, Rhamnus purshiana (Amerikanische Faulbaumrinde bzw. Sagradarinde), Rhamnus catharticus (Kreuzdorn), Prunus padus (Traubenkirsche) und Alnus glutinosa (Schwarzerle) kommen entweder als direkte Verfälschungen/ Verwechslungen oder als nicht erlaubte Beimengungen vor. Relativ häufig sind im Handel Drogen anzutreffen, die entweder nicht die vorgeschriebene einjährige Lagerzeit aufweisen oder weniger als 6%

▷

Hydroxyanthracen-Derivate enthalten. Im ersteren Falle kann es zum Erbrechen und zu heftigen Leibschmerzen kommen. Im zweiten Falle tritt nicht die erwartete abführende Wirkung ein.

Hauptinhaltsstoffe

- Bis 8% Hydroxyanthrachinone, darunter hauptsächlich Glucofrangulin A und B sowie Frangulin A und B. Eine ordnungsgemäß getrocknete und gelagerte Droge enthält nur wenig freie Anthrachinone. Ferner sind noch enthalten die Glykoside des Physcions und des Chrysophanols.
- Alkaloide: Frangulanin, Franganin (= beides Peptidalkaloide) in Spuren und ohne arzneiliche Bedeutung.

Hauptwirkungen

Abführend (milder als Sennesblätter), dickdarmwirksam, Wirkungseintritt nach ca. 8 Stunden. Ein standardisierter Gesamtextrakt ist wirksamer als z.B. reines Glucofrangulin.

Anwendung (apothekenpflichtig)

Innerlich als Tee: 1 Teelöffel Droge (Einzeldosis 0,5–3,0 g Faulbaumrinde) auf 1/4 Liter Wasser entweder als Kaltansatz (12 Stunden stehen lassen und dabei gelegentlich umrühren), der besonders mild wirkt, oder mit heißem Wasser überbrühen und 10 Minuten ziehen lassen – gegen Verstopfung, insbesondere bei akuter Obstipation, verursacht durch Nahrungsumstellung, Reisen, Bettlägerigkeit oder vorübergehenden Bewegungsmangel. In Teemischungen zur sog. medizinisch umstrittenen »Blutreinigung« und zu Frühjahrskuren, wobei durch den abführenden Effekt lediglich Darmträgheiten behoben werden können und nicht etwa eine »Blutreinigung« im medizinischen Sinne eintritt!

Volksmedizinisch findet Faulbaumrinde auch eine Verwendung bei Hämorrhoidalleiden.

Anwendungsgebiete der Kommission E
Obstipation (= Stuhlverstopfung).

Dosierung und Art der Anwendung:
Geschnittene Droge, Drogenpulver oder Trockenextrakte für Aufgüsse, Abkochungen, Kaltmazerate (Kaltwasserauszüge), Elixiere, Tabletten und Dragees zur Einnahme.
20–30 mg Hydroxyanthracenderivate/Tag. Die individuell richtige Dosierung ist die geringste, die erforderlich ist, um einen weichen Stuhl zu erhalten.
Ohne ärztlichen Rat nicht länger als 1–2 Wochen einnehmen!

Als traditionelles Arzneimittel nach § 109 a
Aufgrund der möglichen unerwünschten Nebenwirkungen liegt keine Empfehlung der Kommission vor.

Fenchelfrüchte

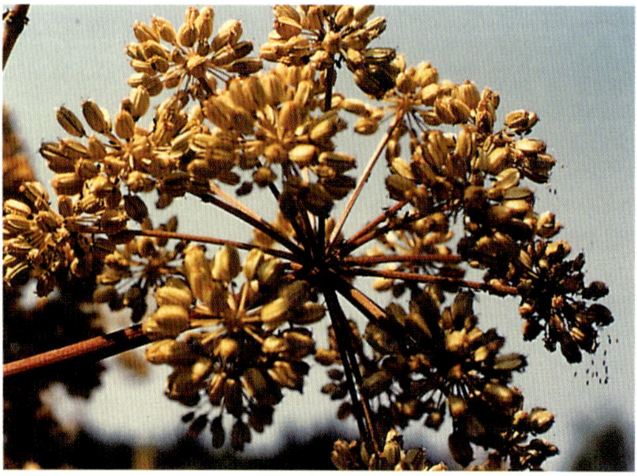

Volkstümliche Bezeichnungen
Gemeiner Fenchel, Wilder Fenchel, Gartenfenchel, Fennel, Finkel, Springel, Brotanis, Brotsamen, Femis, Frauenfenchel.

Arzneibuchbezeichnung
Fenchel (Foeniculi fructus) DAB 1997.

Stammpflanze
Foeniculum vulgare MILL., Apiaceae (Doldengewächse). Von dieser Art gibt es zwei Unterarten.

1. Subspecies piperitum, Esels-Fenchel, Pfeffer-Fenchel, wildwachsend im Mittelmeergebiet, schmeckt unangenehm scharf, nicht süßlich = *nicht offizinell.*
2. Subspecies capillaceum. Nur diese Subspecies wird angebaut. Sie gliedert sich in drei Varietäten:

➡ Varietas vulgare, Wilder Fenchel, Butterfenchel.
Dies ist die im DAB 1997 beschriebene Varietät. Die Früchte sind relativ dunkel gefärbt und schmecken scharf und wenig süßlich.

➡ Varietas dulce, Gewürz-, Römischer oder Süßer Fenchel = *nicht offizinell.* Diese Varietät wird als Gewürz angebaut. Die Früchte sind heller, der Geschmack ist nicht scharf, angenehm süßlich.

➡ Varietas azoricum, Italienischer-, Bologneser-, Gemüse-, Zwiebel-Fenchel, Finocchio-Fenchel, Pariser Anis, Süßer Fenchel = *nicht offizinell.* Verwendet wird diese Varietät als Gemüse.

Verwendete Pflanzenteile

- Als Arzneimittel: die getrockneten, reifen Früchte und das aus ihnen gewonnene ätherische Öl.
- Als Arzneimittel in der Volksmedizin: auch das Kraut.
- Als Gemüse: der unterste Sproßteil und die fleischigen Teile der untersten Blattstiele.

Verwechslungen, Verfälschungen und minderwertige Droge

Sehr selten mit den Früchten des Esels- und Bärenfenchels, des Gewürzfenchels und mit den Früchten anderer Apiaceen-Arten. Der vom DAB geforderte Gehalt von 4% ätherischem Öl wird sehr häufig nicht erreicht. Die Handelsdrogen enthalten in der Regel nur 2–3% ätherisches Öl.

Hauptinhaltsstoffe

- Ca. 2–5% ätherisches Öl mit trans-Anethol (35–90%) und Fenchon (10–30%, in der Regel zwischen 10–20%) und einige weitere Monoterpene. Fenchonfreie bzw. fenchonarme Öle schmecken anis-ähnlich.
- Ca. 12–28% fettes Öl.
- Ca. 20% Eiweiß.

Hauptwirkungen

Das ätherische Öl des Fenchels wirkt auswurffördernd (das in den Atemwegen befindliche Sekret wird schneller und leichter abgehustet), ferner keimhemmend und entkrampfend und dadurch blähungshemmend. Schließlich regt das Fenchelöl die Sekretion der Verdauungssäfte ganz allgemein an.

Anwendung

Innerlich werden Fenchelfrüchte oder Fenchelöl alleine oder in Kombination mit anderen Früchten der Doldengewächse verwendet als schleimlösendes Mittel bei Husten und Erkältungskrankheiten besonders bei Kindern (z.B. als Fenchelhonig), krampflösendes Mittel, blähungstreibendes Mittel, insbesondere bei Säuglingen und Kleinkindern, appetitanregendes Mittel (z.B. als Aperitif).

▷

Äußerlich verwendet als wäßriges Destillat zu Augen- und Gurgelwässern.
Volksmedizinisch auch als Mittel zur Anregung der Milchproduktion (Lactagogum) und als harntreibendes Mittel; ferner wird das Kraut gegen Erkältungskrankheiten, Gelbsucht, Menstruationsbeschwerden und als Breiumschlag bei Unterleibsschmerzen und Brustdrüsenentzündungen verwendet. Die Wirksamkeit ist in diesen Fällen nicht bewiesen!

Hinweis für Teezubereitung: Vor dem Überbrühen mit kochendem Wasser zerdrückt man mittels eines Löffels die Fenchelfrüchte, damit das ätherische Öl aus den tief liegenden Exkreträumen extrahiert werden kann. Während der Extraktion wird das Gefäß abgedeckt (ätherische Öle sind flüchtig!). Zerkleinerte, d.h. pulverisierte Fenchelfrüchte verlieren sehr rasch ihr ätherisches Öl, und daher müssen die Früchte unmittelbar vor der Teezubereitung zerkleinert werden.

Anwendungsgebiete der Kommission E für die Früchte und das ätherische Öl:

Dyspeptische Beschwerden wie leichte, krampfartige Magen-Darm-Beschwerden, Völlegefühl, Blähungen.
Katharrhe der oberen Luftwege.
Fenchelsirup, Fenchelhonig: Katarrhe der oberen Luftwege bei Kindern.

Dosierung für die Fenchelfrüchte
Soweit nicht anders verordnet: Tagesdosis 5–7 g Droge, 10–20 g Fenchelsirup (entsprechend EB6) oder Fenchelhonig (entsprechend EB6), 5–7,5 g zusammengesetzte Fencheltinktur (entsprechend EB6), Zubereitungen entsprechend.

Dosierung für das Fenchelöl
Soweit nicht anders verordnet: Tagesdosis 0,1–0,6 ml, Zubereitungen entsprechend.

Als traditionelles Arzneimittel nach § 109 a
Als mild wirkendes Arzneimittel gegen Blähungen bei Säuglingen und Kleinkindern. Zur Unterstützung der Verdauungsfunktion.

Flohsamen

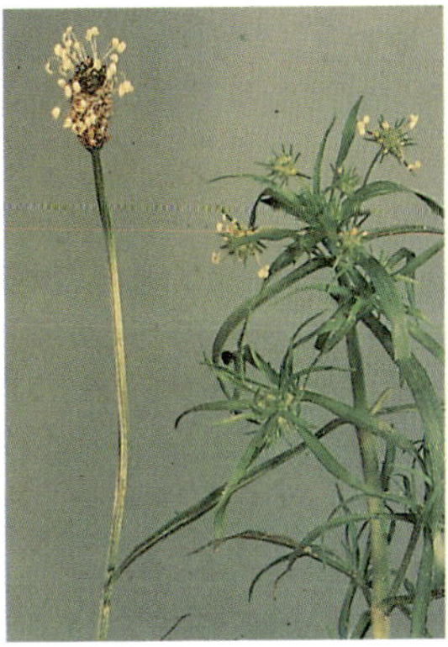

Volkstümliche Bezeichnungen
Heusamen; »Flohsamen« nicht verwechseln mit den volkstümlichen Bezeichnungen Flohbeere (Wald-Erdbeere), Flohblume (Ziest, Betonie), Flohkraut (Alant, Inula) oder Flöhkraut (Wurmfarn).

Arzneibuchbezeichnungen
Flohsamen DAB 1997 (Psyllii semen), Indische Flohsamen DAB 1997 (Plantaginis ovatae semen).

Stammpflanzen
Plantago ovata Forsk. (= Indische Flohsamen, heimisch in Indien, Iran; heute hauptsächlich im Handel) liefert die Droge »Semen Psylii flava« (»Blondes Psyllium«) und »Testa Seminis Plantaginis ovatae« (auch: »Psyllium husk« oder »Ispaghula husk«; Samenschale genannt); ferner Plantago afra L. und Plantago arenaria.

Verwendete Pflanzenteile
Die reifen Samen, die Samenschalen (nur von P. ovata), die frische Pflanze zur Bereitung der homöopatischen Essenz.

▷

Verwechslungen, Verfälschungen und minderwertige Droge

Die Beschränkung durch Arzneibücher auf nur eine der obengenannten Arten als Stammpflanze für die Droge ist nicht gerechtfertigt (alle Arten zeigen Quellungszahlen über 10) und entspricht nicht den tatsächlichen Verhältnissen auf dem Drogenmarkt. Als Ersatzdroge für Semen Psyllii könnten wegen ihres hohen Quellfaktors auch noch die Samen der ägyptischen Art Plantago albicans L. dienen. Dagegen sind die ebenfalls schleimhaltigen Samen anderer Plantago-Arten als Verfälschungen anzusehen, da sie nur maximal die Hälfte der Quellfähigkeit der obengenannten Arten aufzeigen. Als Verfälschungen können Akelei-Samen (Aquilegia vulgaris, Ranunculaceae) vorkommen. Alle Verfälschungen sind aufgrund ihrer morphologischen und anatomischen Merkmale gut erkennbar.

Hauptinhaltsstoffe

- Ca. 10–12% Schleim (in der Samenschale lokalisiert).
- Fettes Öl (nur ca. 5%).
- Aucubin (vgl. Spitzwegerichkraut) in Spuren.
- Eiweiß, Phytosterine.

Hauptwirkungen

Die Samenschale quillt in Wasser stark und schnell auf (Schleim). Der Schleim tritt jedoch nicht aus wie z.B. beim Leinsamen. Flohsamen wirken somit nur durch Volumenvermehrung; indem sie einen Dehnungsreiz auf die Darmwand ausüben, wirken sie als physiologisches Abführmittel – näheres siehe bei Leinsamen. Floh- und Leinsamen bezeichnet man als sog. »Darmregulierungsmittel«. In akuten Fällen werden die Schalen häufig dem ganzen Samen vorgezogen, da sie kein mechanisches Hindernis im Darm bilden; außerdem kann die Dosierung gesenkt werden, da die Samenschalen einen etwa 4fach größeren Quelleffekt haben als die ganzen Samen. Flohsamenschleim schützt außerdem die Darmschleimhaut und kann Giftstoffe adsorbieren, die sich z.B. durch Gärungsvorgänge im Darm gebildet haben können. **Wichtig ist die gleichzeitige Einnahme von viel Flüssigkeit!**

Anwendung

Innerlich in Form der ganzen oder gepulverten Samen und der ganzen oder gepulverten Samenschalen, meist in Granulat- oder Pulverzubereitungen, als mildes Abführmittel (Quelleffekt) bei chronischer Obstipation, als Schleimmittel (Mucilaginosum), bei Entzündungen des Dünndarmes (Enteritis) und Bronchitis. In der (orientalischen) Volksmedizin gegen Ruhr und chronische Diarrhoe (Adsorptionseffekt des Schleims) sowie gegen alle Formen von Darmreizung (Schutzeffekt) und daher auch geeignet beim Reizdarm (Colon irritabile).

Äußerlich als gelbildender Stoff in Kosmetika, zu Umschlägen bei rheumatischen Erkrankungen und Entzündungen.

Eine nicht arzneiliche Verwendung erfährt Flohsamenschleim noch als Appreturmittel und Glanzstoffmittel in der Papierindustrie.

Anwendungsgebiete der Kommission E

Habituelle Obstipation, Colon irritabile.

Dosierung

Tagesdosis: 10–30 g Droge, Zubereitungen entsprechend.

Als traditionelles Arzneimittel nach § 109a

Bislang liegt keine Empfehlung der Kommission vor.

Gelbwurz-Wurzelstock

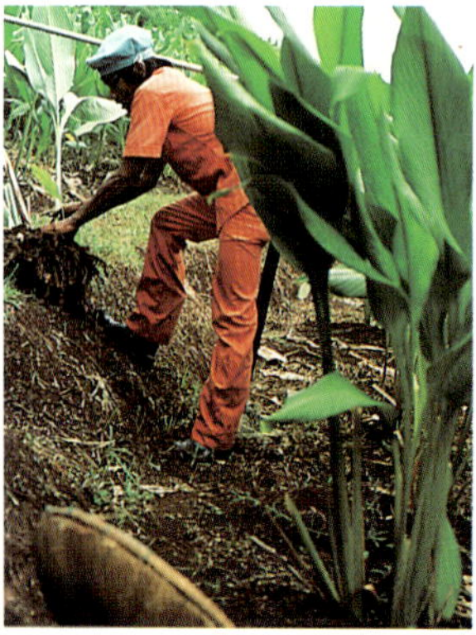

Volkstümliche Bezeichnungen
Gelbwurz, Gelbsuchtwurzel, Gilbwurzel, Kurkuma, Safranwurz; auch als »Temoe Lawak« (indones. Bezeichnung) bekannt.

Arzneibuchbezeichnungen
Javanische Gelbwurz DAB 1997 (Curcumae xanthorrhizae rhizoma).

Stammpflanze
Curcuma xanthorrhiza ROXB., Zingiberaceae (Ingwergewächse), tropische Staude; Südostasien, speziell Indonesien.

Verwendete Pflanzenteile
Die in Scheiben geschnittenen, getrockneten knolligen Wurzelstöcke.

Verwechslungen, Verfälschungen und minderwertige Droge
Das DAB 1997 fordert einen Mindestgehalt von 3,5% ätherischem Öl und mindestens 1% Dicinnamoylmethan-Derivate (ber. als Curcumin). Als Verfälschung kommen die Wurzelstöcke von Curcuma domestica VALETON (= C. longa L.) vor. Der Unterschied liegt in der Zusammensetzung des ätherischen Öles; und C. domestica enthält Didesmethoxycurcumin, das die galletreibende Wirkung der anderen Curcumine abschwächt (antagonisiert). C. domestica findet daher in neueren Arzneimitteln als Heildroge keine Verwendung mehr, dafür als *Gewürz,* vor allem in der sog. »Curry«-Gewürzmischung. Da die Rhizomteile von C. longa zum Unterschied von C. xanthorrhiza etwa 1 Stunde lang in Wasser gebrüht werden, verkleistert die Droge durch die reichlich vorhandene Stärke, und die zerkleinerten Teile dieser »Gewürz-Kurkuma« sind intensiv gelb und bernstein- und hornartig. So ist C. xanthorrhiza leicht von C. domestica zu unterscheiden. Als ausgesprochene Verfälschung zu beiden Curcuma-Arten sind anzutreffen Curcuma aromatica SALISB. und andere gelbe Zingiberaceenarten.

Hauptinhaltsstoffe

- 1,2–2% Curcumin und Monodesmethoxycurcumin (dimere Phenylpropane, gelb gefärbte Naturstoffe, die auch zum Einfärben von Dragees verwendet werden).
- 6–8% ätherisches Öl (Cycloisoprenmyrcen, β-Curcumen sowie Xanthorrhizol als Leitsubstanz).

Hauptwirkungen

Galletreibend (cholagog), sowohl durch eine leichte Mehrproduktion von Galle (choleretisch) als auch durch einen verstärkten Gallenabfluß (cholekinetisch). An der cholekinetischen Wirkung sind sowohl die Curcuminoide als auch Bestandteile des ätherischen Öles beteiligt.
Farbstoffe und ätherisches Öl sind auch antiseptisch und entzündungshemmend wirksam. Ferner wird berichtet, daß das ätherische Öl ein Lösungsvermögen für bestimmte Gallensteine besitzen soll.

Anwendung

Innerlich in Form der gepulverten Droge und des alkoholischen Trocken-Extraktes bei entzündlichen Erkrankungen der Gallenwege sowie der Gallenblase. Als appetit- und verdauungsförderndes Mittel (Stromachicum), als blähungstreibendes Mittel (Carminativium), bei Dyspepsie und Gelbsucht. Auch als Gewürz und in Indonesien als täglicher »Haustee«.

Anwendungsgebiete der Kommission E für C. xanthorrhiza und C. longa

Dyspeptische Beschwerden.

Dosierung für C. xanthorrhiza

Soweit nicht anders verordnet: Mittlere Tagesdosis 2 g Droge, Zubereitungen entsprechend.

Dosierung für C. longa

Soweit nicht anders verordnet: Mittlere Tagesdosis 1,5–3,0 g Droge, Zubereitungen entsprechend.
Bei Gallensteinen nur nach Rücksprache mit einem Arzt anwenden!

Als traditonelles Arzneimittel nach § 109 a

Zur Unterstützung der Verdauungsfunktion.

Ginkgoblätter bzw. Spezialextrakt aus Ginkgoblättern

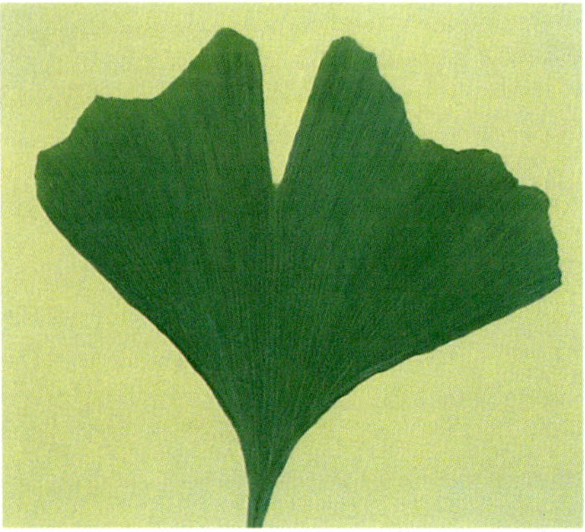

Volkstümliche Bezeichnungen
Tempelbaum, Fächerblattbaum, Elefantenohrbaum.

Arzneibuchbezeichnung
Ginkgo folium bzw. Extractum, Ginkgo bilobae folium.
Eine Monographie in europäischen Arzneibüchern existiert nicht.

Stammpflanze
Ginkgo biloba L., Ginkgoaceae (Ginkgogewächse).

Verwendeter Pflanzenteil
Die getrockneten Laubblätter bzw. ein aus den Blättern mit Aceton-Wasser und nachfolgenden Reinigungsschritten hergestellter Spezial-Trockenextrakt im Verhältnis Ginkgoblätter zu Trockenextrakt 35 bis 67:1. Dieser Spezialextrakt enthält 22 bis 27% Flavonglykoside, 5 bis 7% Terpenlaktone, darunter die Ginkgolide A, B und C sowie 2,6 bis 3,2% Bilobalid und nicht mehr als 5 ppm Ginkgolsäuren.

Verwechslungen, Verfälschungen und minderwertige Droge
Die Blätter, die ohnehin in Apotheken und Reformhäusern nicht erhältlich sind, werden nicht verfälscht. Die Ausgangsdroge für die Extraktherstellung kann natürlich einen sehr unterschiedlichen Gehalt an wirksamkeits*mit*bestimmenden Inhaltsstoffen besitzen und

dementsprechend können auch die daraus hergestellten Fertigarzneimittel einen unterschiedlichen Gehalt an wirksamkeits*mit*-bestimmenden Inhaltsstoffen aufweisen. Dies gilt insbesondere dann, wenn die betreffenden Ginkgopräparate den in der Monographie der Kommission E vorgegebenen Gehalt an Inhaltsstoffen *nicht* deklarieren (z.B. bei homöopatischen Fertigarzneimitteln). Eine Beimengung von Früchten ist unerwünscht.

Hauptinhaltsstoffe

Die angegebenen Gehalte gelten für die Blattdroge und nicht für den Spezialextrakt.

- 0,02 bis 0,2% Ginkgolide (komplexe Diterpenlaktone), darunter die Ginkgolide A, B und C.
- 0,02 bis 0,06 Bilobalid (Sesquiterpen).
- 0,5 bis 2% Flavonolglykoside, darunter Kämpferol- und Quercetinderivate:
- 0,4 bis 2% Biflavone, darunter Amentoflavon, Bilobetin u.a.
- 4 bis 12% Proanthocyanidine, vor allem Prodelphinidine.
- 1 bis 2% unerwünschte Ginkgolsäuren, die insbesondere in den Früchten enthalten sind.

Hauptwirkungen

Experimentell sind die folgenden pharmakologischen Wirkungen nachgewiesen worden: Steigerung der Hypoxietoleranz (= Unterversorgung mit Sauerstoff), insbesondere des Hirngewebes – Hemmung der Entwicklung eines traumatischen oder toxisch bedingten Hirnödems und Beschleunigung seiner Rückbildung – Verminderung des Retinaödems und von Netzhautzell-Läsionen – Steigerung der Gedächtnisleistung und des Lernvermögens – Förderung der Kompensation von Gleichgewichtsstörungen – Förderung der Durchblutung, vorzugsweise im Bereich der Mikrozirkulation – Verbesserung der Fließeigenschaften des Blutes – Inaktivierung toxischer Sauerstoffradikale (Flavonoidwirkung) – Antagonismus gegenüber »Platelet-activating-factors« (= PAF) durch Ginkgolide – Neuroprotektive Wirkung durch Ginkgolide A und B sowie Bilobalid.

Zahlreiche klinische Studien nach GCP-Richtlinien (= Good Clinical Practice) bestätigen auch aus klinischer Sicht die experimentellen Ergebnisse.

Anwendung ▷

Anwendung

Symptomatische Behandlung des dementiellen Syndroms wie: Gedächtnis- und Konzentrationsstörungen, Vergeßlichkeit, aber auch dementiell bedingte depressive Verstimmung, Schwindel, Ohrensausen und Kopfschmerzen. Ferner Verlängerung der schmerzfreien Gehstrecke bei Claudicatio intermittens (sog. Schaufensterkrankheit).

Anwendungsgebiete der Kommission E

a) Zur symptomatischen Behandlung von hirnorganisch bedingten Leistungsstörungen im Rahmen eines therapeutischen Gesamtkonzeptes bei dementiellen Syndromen mit der Leitsymptomatik: Gedächtnisstörungen, Konzentrationsstörungen, depressive Verstimmung, Schwindel, Ohrensausen, Kopfschmerzen.
Zur primären Zielgruppe gehören dementielle Syndrome bei primärer degenerativer Demenz, vaskulärer Demenz und Mischformen aus beiden.

b) Verbesserung der schmerzfreien Gehstecke bei peripherer, arterieller Verschlußkrankheit bei Stadium II nach Fontaine (Claudicatio intermittens) im Rahmen physikalisch-therapeutischer Maßnahmen, insbesondere Gehtraining.

c) Schwindel, Tinnitus (Ohrgeräusche) vaskulärer und involutiver Genese.

Hinweis: Bevor die Behandlung mit Ginkgo-Extrakt begonnen wird, sollte geklärt werden, ob die Krankheitssymptome nicht auf einer spezifisch zu behandelnden Grundkrankheit beruhen.

Als traditionelles Arzneimittel nach § 109 a

Es existiert angesichts der schwerwiegenden Indikationen keine Empfehlung der Kommission.

Ginsengwurzel

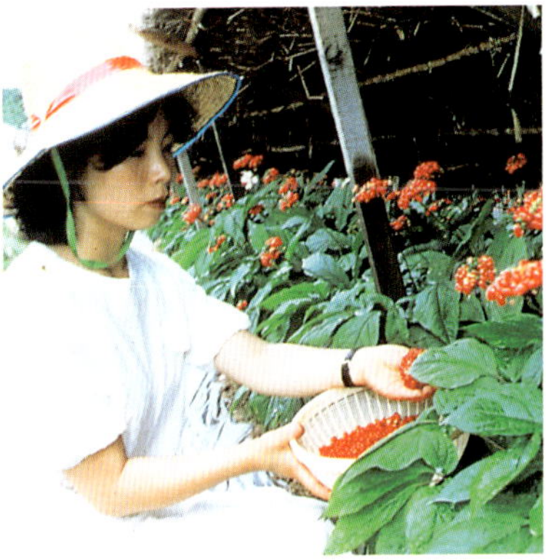 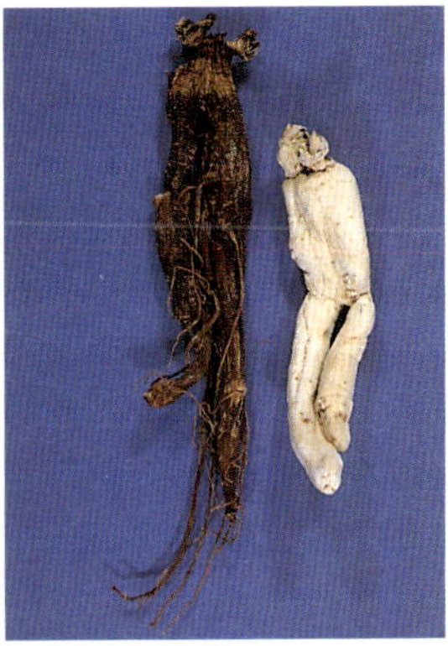

Arzneibuchbezeichnung
Ginsengwurzel DAB 1997 (Ginseng radix).

Stammpflanzen
Panax-Arten, Araliaceae.
Panax ginseng C. A. MEY. (asiatischer Ginseng) ist die Stammpflanze mit der größten Bedeutung. Sie liefert den sog. »echten Korea-Ginseng«, der je nach Bearbeitung als weißer oder roter Ginseng gehandelt wird. Panax quinquefolius (amerikanischer Ginseng), P. trifolius, P. japonicus und P. pseudoginseng kommen als weitere Stammpflanzen in Betracht, jedoch mehr als »Ersatzdrogen« für Panax ginseng C. A. MEY.

Verwendete Pflanzenteile
Die Wurzel, die in der Regel frühestens nach sieben Jahren geerntet wird. Durch Behandlung mit Wasserdampf entsteht der »rote Ginseng«.

Verwechslungen, Verfälschungen und minderwertige Droge
Die Droge »Korea-Ginseng« von Panax ginseng weist das größte Spektrum an wirksamen Inhaltsstoffen auf. Da sich die einzelnen Ginsenoside in ihrer Wirkung unterscheiden, andererseits die verschiedenen Arten teilweise nur einen Teil dieser Verbindungen enthalten, kommt dem Spektrum an Inhaltsstoffen neben dem Gehalt

▷

die größte Bedeutung für die Wirksamkeit zu. Die einzelnen Arten lassen sich mit Hilfe der Dünnschichtchromatographie unterscheiden. Prüfungen von Handelsmustern und Ginsengzubereitungen ergaben, daß die Deklaration »echter«, »koreanischer« etc. Ginseng nicht gewährleistet, daß die Wurzeln von Panax ginseng C. A. MEY. vorliegen. Neben den obengenannten zusätzlich arzneilich verwendeten Ginseng-Arten sind im Handel vereinzelt noch anzutreffen die Wurzeln von Panax sessiliflorus PLANCH., Campanula glauca THUNB. und von Dioscorea-Arten.

Hauptinhaltssttoffe

0,5–3% Ginsenoside (Triterpensaponine), die sich aus mindestens 10 Einzelverbindungen (20 [S]-Protopanaxadiole und 20 [S]-Protopanaxatriole) zusammensetzen.

Hauptwirkungen

Allgemein tonisierend (kräftigend) und anregend. Die von der Wirkung her interessantesten Stoffe sind die Ginsenoside Rg_1, Rf, Re und Rb_1. Sie wirken entweder anregend oder dämpfend auf das Zentralnervensystem und fördern die Biosynthese von RNA und von Proteinen. Ferner zeigen einige Ginsenoside eine »adaptogene« Wirkung, d.h. sie steigern die Widerstandsfähigkeit des Organismus nur, wenn ein krankhafter Zustand (z.B. Streß) vorliegt. Die teils unterschiedlichen Wirkungen der Ginsenoside heben sich jedoch nicht gegenseitig auf, sondern es tritt je nach Ausgangslage die eine oder die andere der Wirkungen in den Vordergrund. Die genannte Wirksamkeit sowohl der reinen isolierten Ginsenoside als auch der Gesamt-Extrakte wurde inzwischen durch pharmakologische und klinische Prüfungen bestätigt. Wichtig ist jedoch eine genügend hohe Dosierung, die bei einer Tagesdosis von mindestens 10 mg Ginsenosiden bzw. 1–2 g Droge liegen muß.

Anwendung

Innerlich in Form der alkoholischen Extrakte, der weinigen bzw. alkoholischen Tinktur, der pulverisierten Droge, die Tee-Abkochung zur unspezifischen Reizkörpertherapie, zur allgemeinen Kräftigung und Anregung bei nervöser Erschöpfung, Antriebslosigkeit usw., bei niedrigem Blutdruck und zur Linderung von Altersbeschwerden. Umstritten ist die Herz-Kreislauf-Wirkung sowie die Wirksamkeit bei Impotenz.

Anwendungsgebiete der Kommission E
Als Tonikum zur Stärkung und Kräftigung bei Müdigkeits- und Schwächegefühl, nachlassender Leistungs- und Konzentrationsfähigkeit sowie in der Rekonvaleszenz.

Dosierung
Soweit nicht anders verordnet: Tagesdosis: 1–2 g Droge, Zubereitungen entsprechend.

Als traditionelles Arzneimittel nach § 109 a
Zur Besserung des Allgemeinbefindens.

Goldrutenkraut

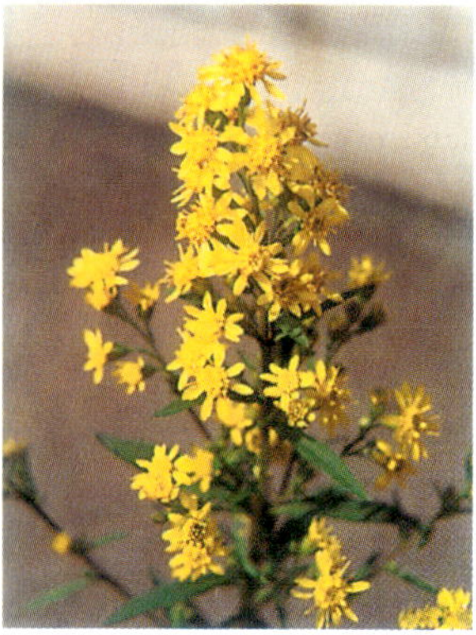

Volkstümliche Bezeichnungen
Goldwundkraut, Heidnisch Wundkraut, Schoßkraut, Waldkraut.
Anmerkung: Die Bezeichnung »Wundkraut« ist auch noch für zahlreiche andere Drogen gebräuchlich, z.B. für Arnika, Hundszunge, Johanniskraut, Eisenkraut und Wundklee. Aufmerksamkeit ist auch geboten, wenn Goldkraut (= Schöllkraut, Chelidonium) oder Goldblume (= Ringelblume, Studentenblume, Calendula bzw. Sonnenblume) verlangt werden.

Arzneibuchbezeichnungen
Herba Virgaureae EB. 6,
DAB 1997
Solidaginis herba DAC.

Stammpflanzen
Solidago virgaurea L., S. gigantea AIT. (syn. S. serotina) und S. canadensis L., Asteraceae (Korbblütler).

Verwendete Pflanzenteile
Das blühende Kraut.

Verwechslungen, Verfälschungen und minderwertige Droge

Das Ergänzungsbuch EB. 6 und ganz neu das DAB 1997 lassen als Stammpflanze nur S. virgaurea zu. Sie ist die in der Phytotherapie ursprünglich genutzte Stammpflanze. Da diese Einschränkung schon seit geraumer Zeit nicht mehr den tatsächlichen Verhältnissen auf dem Drogenmarkt entspricht, ist inzwischen die Mischung aus dem Kraut der drei obengenannten Stammpflanzen als Solidaginis herba die am häufigsten verwendete Droge. Sie ist in dieser Form auch in den DAC aufgenommen worden. Da die Flavonoide vor allem in den Blütenköpfchen und in den Blättern vorkommen, sollte der Stengel-Anteil nicht mehr als 20% betragen.

Hauptinhaltsstoffe

- Über 1% Flavonoide (Quercitrin, Rutin u.a.), in der Riesengoldrute über 2%.
- Saponine (Triterpensaponine).
- Ca. 10% Gerbstoff.
- Ca. 0,5% ätherisches Öl.
- Leicarposid und Virgaureosid (zwei arzneilich wichtige Phenolglykoside), nur enthalten in S. virgaurea.

Hauptwirkung

Harntreibend (entwässernd), mit aquaretischer Wirksamkeit (s. dazu auch Birkenblätter S. 44). Die Flavonoidtagesdosierung sollte bei 40–50 mg (entsprechend dem wäßrigen Auszug aus ca. 6 g [2 gehäufte Teelöffel] blühendem Kraut) liegen.

Anwendung

Innerlich in Form des Tee-Aufgusses und der wäßrigen und alkoholischen Extrakte als harntreibendes Mittel, bei Nierensteinen, Nierenentzündungen und Harnverhalten.
Äußerlich als Abkochung zu Pinselungen bei Zahngeschwüren (zusammenziehende Wirkung der Gerbstoffe).
Volksmedizinisch auch bei schlecht heilenden Wunden und Geschwüren als Kompresse verwendet.

Anwendungsgebiete ▷

Anwendungsgebiete der Kommission E
Zur Durchspülung bei entzündlichen Erkrankungen der ableitenden Harnwege, Harnsteinen und Nierengrieß; zur vorbeugenden Behandlung bei Harnsteinen und Nierengrieß.

Dosierung
Tagesdosis: 6–12 g Droge, Zubereitungen entsprechend.

Als traditionelles Arzneimittel nach § 109 a
Zur Unterstützung der Ausscheidungsfunktion der Niere.

Hamamelisblätter und Hamamelisrinde

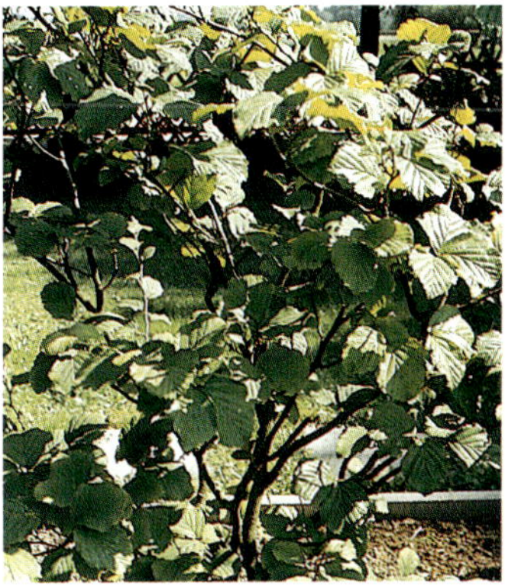

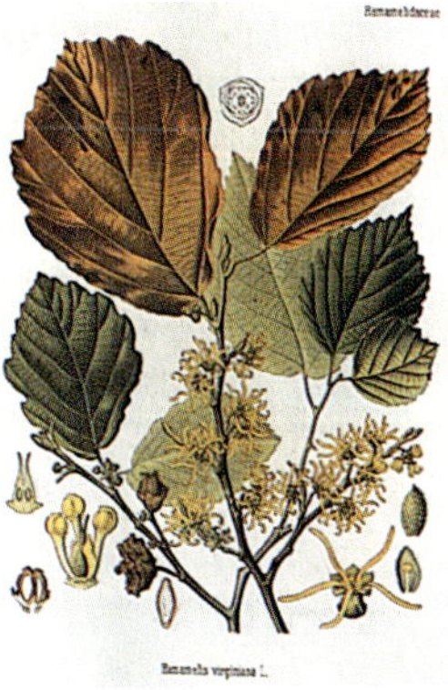

Volkstümliche Bezeichnungen
Virginische Zaubernuß,
Zauberstrauch,
Hexenhasel,
Zauberhaselblätter bzw. -rinde.

Arzneibuchbezeichnung
Hamamelisblätter DAB 1997
(Hamamelidis folium).
Hamamelisrinde
(Hamamelidis cortex).

Stammpflanze
Hamamelis virginiana, L., Hamamelidaceae (Hamamelisgewächse).

Verwendete Pflanzenteile
Die getrockneten Laubblätter sowie die getrocknete Stammrinde und insbesondere die Rinde der Zweige. Zur Herstellung des Wasserdampfdestillates werden die im Frühjahr und im Frühsommer gesammelten frischen Blätter und Zweige verwendet.

Verwechslungen, Verfälschungen und minderwertige Droge
Die Blätter werden gelegentlich verfälscht mit Haselnußblättern. Auch die Rinde wird gelegentlich »verschnitten« mit der Rinde der Haselnuß. Bei zu feucht gelagerten Drogen können Phlobaphene entstehen, die nicht mehr die klassischen Gerbstoffeigenschaften besitzen.

▷

Hauptinhaltsstoffe der Blätter

- ➡ Bis zu 10% Gerbstoffe, vor allem Gallotannine, und Gerbstoffbausteine, wie oligomere Proanthocyanidine (Catechingerbstoffe).
- ➡ Flavonoide, darunter Kämpferol, Quercetin, Astragalin u.a.
- ➡ Bis 0,5% ätherisches Öl, darunter ca. 40% aliphatische Alkohole.
- ➡ Organische Säuren, u.a. Kaffeesäure und freie Gallussäure.

Hauptinhaltsstoffe der Rinde:

- ➡ Bis zu 12% Gerbstoffe, vorwiegend als Gallotannine und kleinen Anteilen an Catechingerbstoffen (oligomere Proanthocyanidine). Hauptkomponente (bis zu 5,5%) ist Hamamelitannin.
- ➡ Flavonoide, kleine Mengen.
- ➡ Ätherisches Öl, kleine Mengen.

Hauptwirkungen

Beide Drogen wirken aufgrund des Gerbstoffgehaltes adstringierend, entzündungshemmend und lokal hämostyptisch (= blutstillend). Das Wasserdampfdestillat wirkt entzündungshemmend und schwach desinfizierend.

Anwendung

Äußerlich bei lokalen Entzündungen der Haut z.B. zur Intervalltherapie bei Windeldermatitis und bei Neurodermitis, als Wundsalbe bei leichten Hautverletzungen bzw. bei oberflächigen Hautdefekten, ferner zur Pflege trockener und rissiger Haut.
Innerlich gegen Hämorrhoidal- und Krampfaderbeschwerden.

Anwendungsgebiete der Kommission E
Leichte Hautverletzungen, lokale Entzündungen der Haut- und Schleimhäute; Hämorrhoiden, Krampfaderbeschwerden.

Dosierung
Äußere Anwendung: Wasserdampfdestillat (Hamameliswasser) unverdünnt oder im Verhältnis 1:3 mit Wasser verdünnt zu Umschlägen, 20 bis 30% in halbfesten Zubereitungen. Extraktzubereitungen: in halbfesten und flüssigen Zubereitungen entsprechend 5 bis 10% Droge.
Droge: Dekokte aus 5 bis 10 g Droge auf 1 Tasse (ca. 250 ml) Wasser zu Umschlägen und Spülungen.
Innere Anwendung (auf Schleimhäute):
Zäpfchen: 1 bis 3 mal täglich die einer 0,1 bis 1 g Droge entsprechende Menge einer Zubereitung anwenden.
Andere Darreichungsformen: Mehrmals täglich die einer Menge von 0,1 bis 1 g Droge entsprechende Menge einer Zubereitung anwenden. Hamameliswasser unverdünnt oder mit Wasser verdünnt anwenden.

Als traditionelles Arzneimittel nach § 109 a
Als mild wirkendes Arzneimittel zur Unterstützung der Hautfunktion.

Heidelbeeren

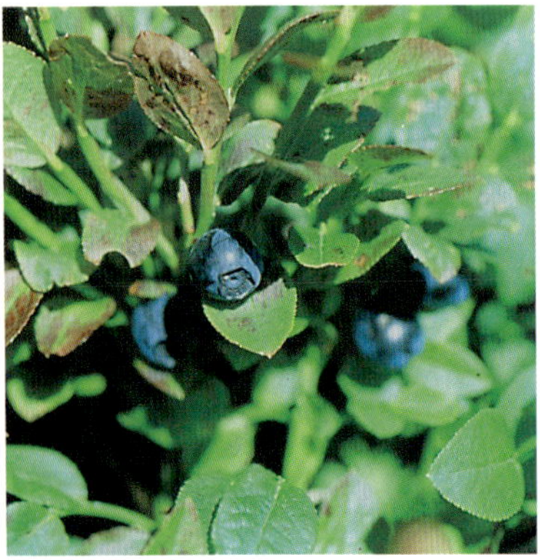

Volkstümliche Bezeichnungen
Blaubeeren, Blickbeeren, Schwarzbeeren.

Arzneibuchbezeichnungen
Heidelbeeren DAC, Fructus Myrtilli EB 6.

Stammpflanze
Vaccinium myrtillus L., Ericaceae (Heidekrautgewächse).

Verwendete Pflanzenteile
Die reifen, sorgfältig getrockneten Früchte (Beeren).

Verwechslungen, Verfälschungen und minderwertige Droge
Selten mit den Früchten der Rauschbeere (Vaccinium uliginosum).

Hauptinhaltsstoffe
- ➡ Bis zu 10% Catechingerbstoffe.
- ➡ Anthocyane, Flavonoide.
- ➡ Invertzucker, Pektine, Fruchtsäuren.

Hauptwirkungen
Stopfend, vor allem bei leichten, unspezifischen Sommerdurchfällen.

Anwendung

Innerlich: Mehrmals täglich 5–10 g der ganzen Beeren kauen. Auf diese Weise werden die vorhandenen Gerbstoffe langsam im Darm freigesetzt, und sie üben so ihre stopfende Wirkung bis in die tiefer gelegenen Darmabschnitte aus. Für eine Teezubereitung werden 5–10 g zerquetschte Beeren (1 Eßlöffel) mit 1/4 Liter kaltem Wasser angesetzt, 10 Minuten lang zum Sieden erhitzt und noch heiß abgeseiht. Von dieser Teezubereitung trinkt man mehrmals 1 Tasse, und sie empfiehlt sich insbesondere zur Anwendung bei Kindern.
In der **Volksmedizin** wird auch ein Ansatz der zerquetschten Beeren mit einem herben Rotwein empfohlen.

Anwendungsgebiete der Kommission E

Unspezifische, akute Durchfallerkrankungen. Lokale Therapie leichter Entzündungen der Mund- und Rachenschleimhaut.

Dosierung

Einnahme: Tagesdosis 20–60 g Droge, zur lokalen Anwendung als 10%iges Dekokt (Abkochung); Zubereitungen entsprechend.

Als traditionelles Arzneimittel nach § 109 a

Bislang liegt noch keine Empfehlung der Kommission vor.

Holunderblüten

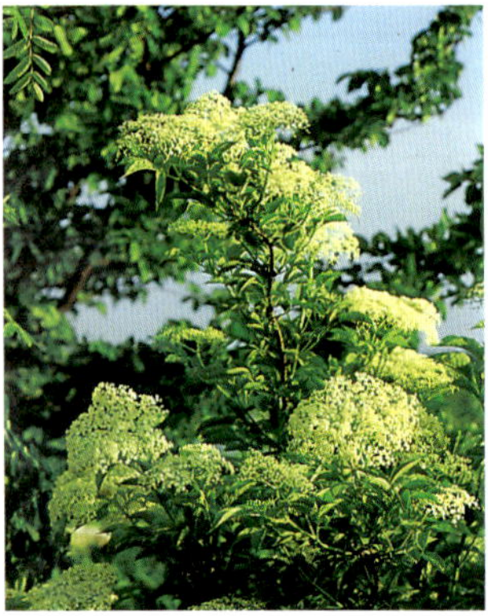

Volkstümliche Bezeichnungen
Fliedertee, Schwarzer Holunder, Holder.

Arzneibuchbezeichnungen
Holunderblüten DAB 1997 (Sambuci flos).

Stammpflanze
Sambucus nigra L., Caprifoliaceae (Geißblattgewächse).

Verwendete Pflanzenteile
Die Blüten; daneben werden mit untergeordneter Bedeutung in der Volksmedizin die jungen Blätter, die jungen Schößlinge, die Wurzeln, die Rinde und die Beeren verwendet.

Verwechslungen, Verfälschungen und minderwertige Droge
Minderwertige Droge enthält über 10% Blütenstandsachsen. Als Verfälschungen kommen manchmal die Blüten anderer Sambucus-Arten und von Filipendula ulmaria, dem Mädesüß (Rosaceae) vor.

Hauptinhaltsstoffe der Blüten
- Mehr als 1% Flavonoide, vor allem Rutin.
- Bis 0,2% ätherisches Öl.
- Chlorogensäure und Kaffeesäureester.
- Gerbstoffe, organ. Säuren, Triterpene, Phytosterine, Schleim.
- Spuren eines cyanogenen Glykosids (Sambunigrin).

Hauptwirkungen

Schweißtreibend, schwach harntreibend. Es ist noch unklar, ob die schweißtreibende Wirkung auf das ätherische Öl oder auf die Flavonoide oder auf noch weitere unerforschte Inhaltsstoffe zurückzuführen ist. Bei der schweißtreibenden Wirkung ist vermutlich die heiße wäßrige Teezubereitung an sich mitbeteiligt, und es ist daher notwendig, daß mindestens 200 ml Teeaufguß möglichst heiß getrunken werden.

Anwendung

Innerlich als schweißtreibendes Mittel in-Form des Tee-Aufgusses, als Geschmackskorrigens (milde Schleim-Wirkung) in zahlreichen Teemischungen (vor allem in sog. »Blutreinigungstees«).
Äußerlich in Kräuterkissen und als Umschlag bei Schwellungen und Entzündungen.
Volksmedizinisch werden auch die Blätter verwendet, wobei diese zusammen mit Leinöl das sog. »Grüne Holunderöl« bilden, welches äußerlich bei den verschiedensten Entzündungen angewendet wird. Aus den Beeren wird die sog. »Holundersuppe« zusammen mit Äpfeln und Grießklößchen zubereitet, die dann Kindern in Erkältungszeiten gegeben wird, ebenso wie heißer Holunderbeersaft.

Anwendungsgebiete der Kommission E

Erkältungskrankheiten.

Dosierung

Soweit nicht anders verordnet: Mittlere Tagesdosis 10–15 g Droge, Zubereitungen entsprechend.

Als traditionelles Arzneimittel nach § 109 a

Zur Besserung des Befindens bei Erkältungskrankheiten.

Hopfen: Hopfenzapfen und Hopfendrüsenschuppen

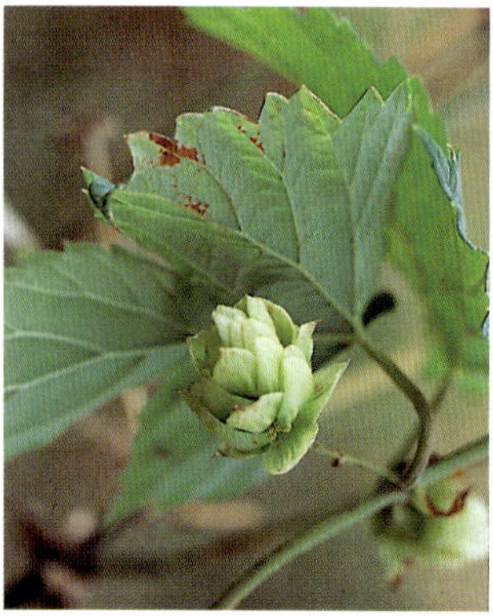

Vokstümliche Bezeichnungen
Zaunhopfen, Hopfenzapfen, Hopfenkätzchen, Hopfenblüten, Bierhopfen, Hopfen, Hupfen.

Arzneibuchbezeichnungen
Hopfenzapfen DAB 1997 (Lupuli strobulus).
Hopfendrüsenschuppen: Glandulae Lupuli EB 6.
Glandulae Lupuli ÖAB.

Stammpflanze
Humulus lupulus L., Cannabaceae (Hanfgewächse).

Verwendete Pflanzenteile
Hopfenzapfen: die getrockneten Fruchtstände der weiblichen Pflanzen, die im Herbst gesammelt werden und nicht älter als 1 Jahr sein sollen. Hopfendrüsenschuppen: die von den Fruchständen abgeschlagenen und abgesiebten Drüsenschuppen.

Verwechslungen, Verfälschungen und minderwertige Droge
Hopfenzapfen und Hopfendrüsenschuppen, die länger als ein Jahr oder zu feucht gelagert wurden, besitzen niedrigere Gehalte an Humulon und Lupulon. Bei der Lagerung entsteht allerdings das pharmakologisch aktive, flüchtige 2-Methyl-3-buten-2-ol.

Hauptinhaltsstoffe

- 15–30% Harz, hauptsächlich in den Drüsenschuppen, mit den instabilen Hopfenbitterstoffen Humulon und Lupulon und davon abgeleiteten Verbindungen, z.B. 2-Methyl-3-buten-2-ol.
- 0,3–1% ätherisches Öl: ebenfalls hauptsächlich in den Drüsenschuppen, mit den Hauptbestandteilen Mycren, α - und β-Caryophyllen und Farnesen.
- Gerbstoffe: in den Zapfenblättern der Fruchstände.
- Flavonoide: in den Zapfenblättern der Fruchstände.

Hauptwirkungen

Die Hopfeninhaltsstoffe wirken erstens im Sinne von Bitterstoffen, also sekretionsanregend und damit vor allem appetitfördernd, zweitens aber auch schwach beruhigend und drittens wachstumshemmend auf mehrere Bakterien und Pilze. Die hormonelle Wirkung ist noch nicht ausreichend geklärt!

Anwendung

Innerliche Anwendung in Form wäßriger Zubereitungen (Teeaufguß, wäßrige Trockenextrakte) als Mittel zur Appetitanregung. Zur Zubereitung eines »Hopfentees« verwendet man entweder 2 gehäufte Teelöffel Hopfenzapfen oder 1 Messerspitze (= 0,2–0,5 g) Hopfendrüsenschuppen. Alkoholische Trockenextrakte bzw. wenige Auszüge dienen zusammen mit anderen Arzneipflanzen als Beruhigungsmittel. Es ist bisher noch nicht endgültig geklärt, worauf die der Droge zugeschriebene beruhigende Wirkung zurückzuführen ist.
Aus neueren Untersuchungen weiß man, daß während der Lagerung aus den Hopfenbitterstoffen Humulon und Lupulon autoxidativ der C_5-Alkohol 2-Methyl-3-buten-2-ol entsteht. Diese Verbindung, die nach zweijähriger Lagerzeit zu etwa 0,15% in der Droge enthalten ist, besitzt eine stark beruhigende Wirkung und ist flüchtig. Die Flüchtigkeit erklärt die in manchen Gegenden bewährte Anwendung sogenannter *Hopfenkissen* bei unruhigen Kleinkindern.

Anwendungsgebiete ▷

Anwendungsgebiete der Kommission E
Befindensstörungen wie Unruhe und Angstzustände, Schlafstörungen.

Dosierung
Soweit nicht anders verordnet: Einzelgabe der Droge 0,5 g.

Als traditionelles Arzneimittel nach § 109 a
Zur Besserung des Befindens bei nervlicher Belastung.

Huflattichblätter und -blüten

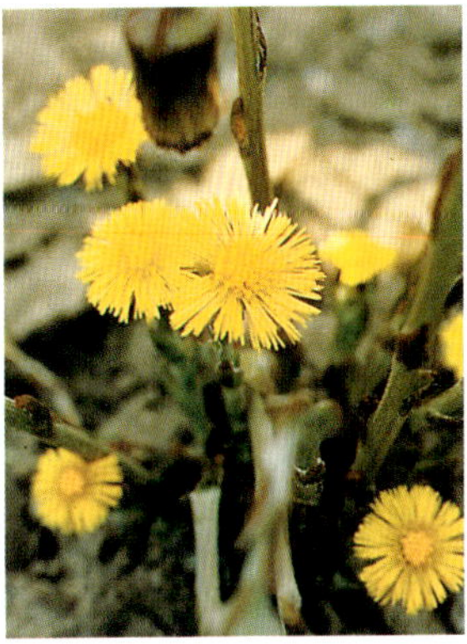

Volkstümliche Bezeichnungen
Pferdefuß, Brustlattich, Brandlattich.

Arzneibuchbezeichnung
Huflattichblätter (Farfarae folium) DAB 1997.

Stammpflanze
Tussillago farfara L., Asteraceae (Korbblüter).

Verwendete Pflanzenteile
Die Blätter, selten die Blüten (Farfarae flos).

Verwechslungen, Verfälschungen und minderwertige Droge
Als Verfälschungen kommen recht häufig die Blätter von verschiedenen Pestwurzarten (Petasites hybridus u.a.) vor. Die Blätter dieser Pestwurzarten besitzen einen wesentlich geringeren Schleimgehalt und sind anhand des spasmolytisch (krampflösend) wirksamen Inhaltsstoffes PETASIN dünnschichtchromatographisch zu identifzieren.
Petasitesauszüge ihrerseits werden bei Bronchialasthma und Keuchhusten angewendet. Die Verfälschungen besitzen also auch arzneiliche Wirkungen, jedoch mit einem anderen Wirkungsspektrum als Huflattichblätter. Minderwertig sind Drogen, die zu feucht gelagert wurden oder von Insekten befallen sind.

▷

Hauptinhaltsstoffe

- 7–9% saurer Schleim, der zur Gruppe der solbildenden Schleime gehört. Der Schleimgehalt der Blüten ist niedriger.
- Bis 17% Gerbstoffe.
- In geringen Mengen Bitterstoffe und Flavonoide.
- In Spuren und nicht in allen Herkünften Pyrrolizidinalkaloide, z.B. Tussilagin und Senkirkin. Eine spezielle Anbau-»Sorte« ist **frei** von Pyrrolizidinalkaloiden (Salus/Schoenenberger).

Hauptwirkungen

Reizlindernd auf Bronchialwege, Magen und Darm; schleimverflüssigend.

Anwendung

Innerlich als Hustenmittel, besonders bei Reizhusten (2 geh. Teelöffel auf 1/4 Liter Wasser als Aufguß). Unterstützend bei Heiserkeit und bei Magen- und Darmreizungen.
Volksmedizinisch noch gegen Krämpfe, Asthma, Fieber und Entzündungen der Harnwege. Die angebliche entzündungswidrige Wirkung kann nicht allein vom Schleimvorkommen abgeleitet werden!

Anwendungsgebiete der Kommission E für die Blätter

Akute Katarrhe der Luftwege mit Husten und Heiserkeit; akute, leichte Entzündungen der Mund- und Rachenschleimhaut.

Dosierung

Soweit nicht anders verordnet: Tagesdosis: 4,5–6 g Droge, Zubereitungen entsprechend.
Die Tagesdosis von Huflattichtee (Droge) und von Teemischungen darf nicht mehr als 10 µg Pyrrolizidinalkaloide mit 1,2 ungesättigtem Necingerüst einschließlich ihrer N-Oxide enthalten.
Für Huflattich**blüten** ist eine Negativ-Monografie erschienen.

Als traditionelles Arzneimittel nach § 109 a

Aufgrund des unterschiedlichen Gehalts an Pyrrolizidinalkaloiden in den Handelsdrogen liegt bislang noch keine Empfehlung der Kommission vor.

Isländisches Moos

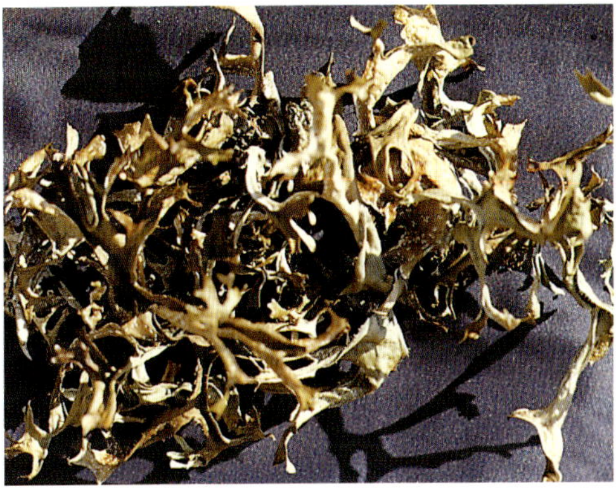

Volkstümliche Bezeichnungen
Almgraupen, Berggraupen, Hirschhornflechte, Kramperltee, Lungenmoos, Purgiermoos, Rispel, Strübli.

Arzneibuchbezeichnungen
Isländisches Moos DAB 1997 (Lichen islandicus)

Stammpflanze
Cetraria islandica (L.) ACHARIUS (Syn. Lobaria islandica HOFFM.), Parmeliaceae (Schlüsselflechten).
Isländisches »Moos« ist eine Flechte! (Flechten sind symbiotische Lebensformen zwischen einem Pilzpartner und einem Algenpartner). Von anderen Arzneibüchern wird auch noch C. tenuifolia (RETZ.)-HOWE zugelassen.

Verwendete Pflanzenteile
Die getrockneten Thalli (ganze Flechte).

Verwechslungen, Verfälschungen und minderwertige Droge
Die Flechte gelangt zwar von Erde und Steinen befreit in den Handel, muß für pharmazeutische Zwecke aber noch gründlich von fremden Flechten, Moosen, Kiefernrinde usw. gereinigt werden. Als Verfälschungen kommen Cladonia-Arten vor, die an ihrem stielrunden Thallus aber leicht erkannt werden können.

▷

Hauptinhaltsstoffe

- Mehr als 50% Schleim (wasserlösliche Polysaccharide: Lichenin und Isolichenin).
- 2–3% Fumarprotocetrarsäure und Usninsäure.
- Vitamin A.

Hauptwirkung

Wegen des Gehaltes an Schleim schützen wäßrige Auszüge aus der Droge die Schleimhäute vor Reizungen und wirken, reflektorisch über den Vagus, dämpfend auf das Flimmerepithel der Atemwege.
Eine noch zusätzliche entzündungswidrige Wirkung entfaltet die Usninsäure. Die gepulverte Droge (nicht jedoch der durch Kochen hergestellte Auszug) wirkt aufgrund der Protocetrarsäure und ähnlicher Verbindungen, die bitter schmecken, als appetitanregendes, kräftigendes Mittel. Die in Flechten weit verbreitete Usninsäure wirkt antibakteriell. Diese Usninsäure ist vor allem in Baumflechten (z.B. Usnea barbata L.) enthalten; ebenfalls arzneilich verwendet.

Anwendung

Innerlich in Form des Tee-Aufgusses (1–2 Teelöffel auf 1/4 Liter Wasser), der wäßrigen Extrakte (meist in Pastillen und Bonbons), als hustenreizmilderndes Mittel bei Katarrhen der oberen Luftwege und zum Schutz der Stimmbänder bei Sängern, Schauspielern und Rednern.
Äußerlich in Pulvern und Salben zur lokalen Behandlung von Furunkeln, Abszessen und infizierten Wunden.
Volksmedizinisch als Stärkungs- und Nahrungsmittel, bei chronischer Bronchitis, Keuchhusten, Asthma, Nieren- und Blasenleiden sowie Erschöpfungszuständen.

Anwendungsgebiete der Kommission E

- Schleimhautreizungen im Mund- und Rachenraum und damit verbundener trockener Reizhusten.
- Appetitlosigkeit.

Dosierung

Soweit nicht anders verordnet:
Tagesdosis: 4–6 g Droge, Zubereitungen entsprechend.

Als traditionelles Arzneimittel nach § 109 a

Zur Stärkung der Atemwege.

Johanniskraut

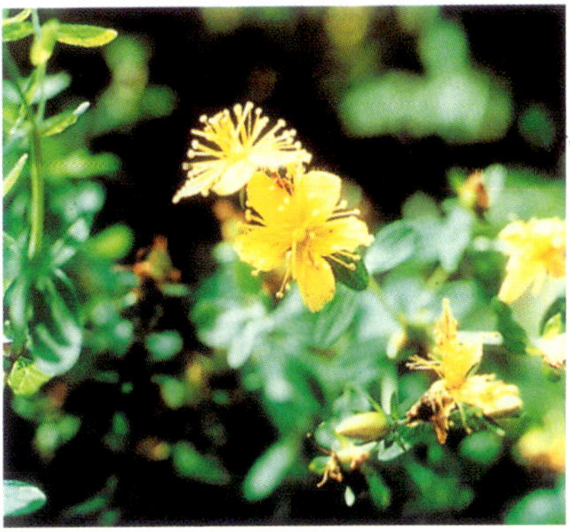

Vokstümliche Bezeichnungen
Tüpfelhartheu, Hartheu, Sonnenwendkraut, Mannskraft, Konradskraut, Hexenkraut, Jageteufel, Herrgottsblut, Johanniskraut, Blutkraut, Feldhopfenkraut, Waldhopfenkraut, Walpurgiskraut.

Arzneibuchbezeichnungen
Johanniskraut DAC (Hyperci herba).

Stammpflanze
Hypericum perforatum L., Hypericaceae (Johanniskrautgewächse).

Verwendete Pflanzenteile
Die getrockneten, kurz vor oder während der Blütezeit gesammelten, oberirdischen Pflanzenteile oder nur die blühenden Zweigspitzen. Verwendet werden auch die frischen Blüten, die sofort mit einem Pflanzenöl mazeriert werden, zur Herstellung des sogenannten Rotöles.

▷

Verwechslungen, Verfälschungen und minderwertige Droge

Drogen, die unsachgemäß getrocknet und gelagert wurden oder einen zu hohen Stengelanteil besitzen, enthalten einen zu niedrigen Gehalt an ätherischem Öl, und das rot färbende Hypericin sowie die Flavonoide etc. sind ebenfalls nur in geringen Mengen vorhanden.

Hauptinhaltsstoffe

- ➡ Ca. 0,3%–1% ätherisches Öl mit Pinen, Cineol, Myrcen und Cadinen.
- ➡ Hypericine, rot gefärbte Naphthodianthron-Derivate (Hypericin, Protohypericin, Pseudohypericin, Protopseudohypericin).
- ➡ Flavonoide: Hyperosid (= Hyperin) 0,6%, Rutin, Quercitrin und Biapigenin.
- ➡ Phloroglucinderivat Hyperforin (bis 3%).
- ➡ Gerbstoffe (bis 10%).
- ➡ Xanthonderivate.

Hauptwirkungen

Hyperforin und andere Inhaltsstoffe wirken antibakteriell. Die Hypericine bewirken eine Verbesserung der Durchblutung in den kleinsten Blutgefäßen und soll vor allem antidepressiv wirken. Die Hypericine besitzen aber auch einen lichtsensibilisierenden (= photodynamischen) Effekt. Das bedeutet, daß sonnenlichtempfindliche Personen nach der Einnahme von Johanniskrautzubereitungen an den unbedeckten Hautpartien Rötungen aufweisen können. Dies tritt insbesondere nach der Einnahme von Johanniskrautöl ein. Die Gerbstoffe wirken zusammenziehend und eiweißfällend, was bei kleineren Wunden günstig ist. Für die antidepressive Wirkung sind **mehrere** Inhaltsstoffe mitverantwortlich!

Anwendung

Innerlich in Form von standardisierten alkoholisch-wäßrigen Extrakten in Fertigarzneimitteln oder eines Johanniskrauttees (2 gehäufte Teelöffel Johanniskraut auf 1/4 Liter Wasser, ca. 5 Minuten ziehen lassen), von dem man 2–3 Tassen pro Tag trinkt, bei nervöser Unruhe im Klimakterium, gegen Depressionen und hysterische Zustände. Als Alternative zu synthetischen Antidepressiva bei leichteren depressiven Zuständen. Ein Erfolg stellt sich oft erst nach mehreren Wochen ein, weshalb eine kurmäßige Einnahme zu empfehlen ist. In dieser Zeit soll starke Sonnenbestrahlung gemieden werden, und auf keinen Fall darf eine Solarien- oder Höhensonnenbestrahlung erfolgen.

Innerlich wird Johanniskrautöl bei dyspeptischen Beschwerden auch in Kapselform angewendet.
Äußerlich in Form des sog. Johanniskrautrotöles zur Wundbehandlung, insbesondere bei Verbrennungen und Wundliegen.

Anwendungsgebiete der Kommission E
Innerlich: Psychovegetative Störungen, depressive Verstimmungszustände, Angst und/oder nervöse Unruhe. Ölige Hypericumzubereitungen bei dyspeptischen Beschwerden.
Äußerlich: Ölige Hypericumzubereitungen zur Behandlung und Nachbehandlung von scharfen und stumpfen Verletzungen, Myalgien und Verbrennungen 1. Grades.

Dosierung
Soweit nicht anders verordnet: Mittlere Tagesdosis für innerliche Anwendung: 2–4 g Droge oder 0,2–1,0 mg Gesamthypericin in anderen Darreichungsformen.

Als traditionelles Arzneimittel nach § 109 a
Zur Besserung des Befindens bei nervlicher Belastung.

Kalmuswurzelstock

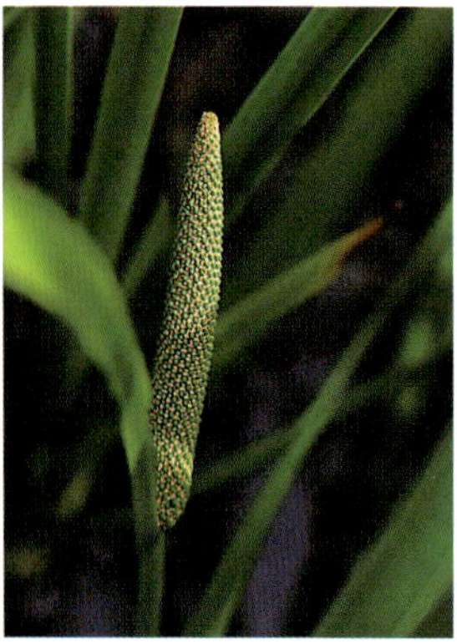

Volkstümliche Bezeichnungen
Ackermann, Brustwurz, Karmeswurzel, Magenwurz, Deutscher Ingwer.

Arzneibuchbezeichnungen
Kalmus ÖAB, DAB 6 und Ph. Helv VII (Calami rhizoma, Rhizoma Calami).

Stammpflanze
Acorus calamus L., Araceae (Korb-)blütler.

Verwendete Pflanzenteile
Der Wurzelstock (Rhizom), die Blätter (zur Gewinnung des ätherischen Öls).

Verwechslungen, Verfälschungen und minderwertige Droge
Der Gehalt an ätherischem Öl sollte bei 3–4% liegen (nach DAB 6 mind. 2,5%). Die Zusammensetzung des Öls der verschiedenen Kalmus-Varietäten ist unterschiedlich. Es gibt di-, tri- und tetraploide (= 2- bis 4facher Chromosomensatz) Varietäten. Nicht verwendet werden darf der tetraploide indische Kalmus!
Verfälschungen mit den Rhizomen anderer Acorus-Arten sowie mit dem Wurzelstock von Iris pseudacorus (Sumpfschwertlilie; Iridaceae).

Hauptinhaltsstoffe

- 1–5% ätherisches Öl in europäischen Provenienzen; in indischen Herkünften bis 9%.
  Das Phenylpropanderivat β-Asaron ist Hauptbestandteil des Öls der tetraploiden Varietäten, die vor allem in Ostasien (Indien: »Jammu-Öl«) heimisch sind. Das Öl europäischer triploider Kalmus-Varietäten dagegen enthält Shyobunon und dessen Derivate als Hauptkomponenten und β-Asaron nur in geringen Mengen. Die nordamerikanische diploide Droge ist frei von b-Asaron. Das β-Asaron, als Hauptbestandteil des »Jammu-Öles«, löste in Tierversuchen Tumore am Duodenum (= Zwölffingerdarm) aus.
- Bitterstoffe, z.B. Acoron.
- Gerbstoffe, Schleim, Stärke.

Hauptwirkungen

Aromatisches Bittermittel: wirkt reflektorisch appetitanregend (Steigerung der Magensaftproduktion). Ferner besitzt Kalmus eine spasmolytische, durchblutungsfördernde und adstringierende Wirkung. An der Wirkung ist neben dem ätherischen Öl und den Bitterstoffen der ganze Inhaltsstoffkomplex beteiligt.
Indischer Kalmus darf wegen des kanzerogenen Effektes des β-Asarons nicht verwendet werden!

Anwendung

Innerlich in Form des gepulverten oder kandierten Wurzelstockes, der weinigen bzw. alkoholischen Tinktur, des alkoholischen Extraktes, des ätherischen Öles bei Appetitlosigkeit, bei Koliken, Blähungen, Völlegefühl und vor allem bei nervösem Reizmagen und bei Magersucht.
Äußerlich in Form des Aufgusses zum Gurgeln bei Halsentzündungen; das ätherische Öl wird als Hautreizmittel zu Bädern und Umschlägen bei Durchblutungsstörungen der Unterarme und Unterschenkel und bei Frostbeulen verwendet.
Volksmedizinisch wird das ganze Rhizom gekaut zur Raucherentwöhnung und die geschnittene Droge als Tee-Aufguß zur Gedächtnisstärkung angewendet. Der Aufguß wird auch als Badezusatz zur wohltuenden, beruhigenden Wirkung bei überreizten Nerven oder nervöser Schlaflosigkeit sowie bei Unterleibsbeschwerden der Frau volksmedizinisch angewendet.

Eine Monographie der Kommission E
existiert nicht.

Kamillenblüten

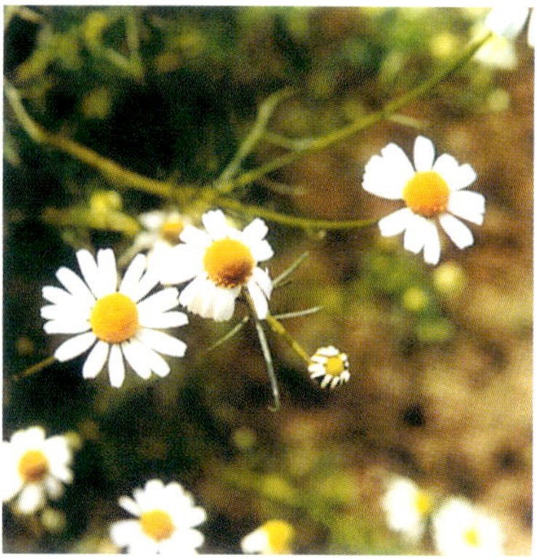

Volkstümiche Bezeichnungen
Deutsche Kamille, Garmille, Gemeine Kamille, Marienmagdalenenchrut, Magdeblume.

Arzneibuchbezeichnung
Kamillenblüten DAB 1997 (Matricariae flos).

Stammpflanze
Matricaria recutita (L.) RAUSCHERT syn, Matricaria chamomilla L., Asteraceae (Korbblütler).

Verwendete Pflanzenteile
Die voll aufgeblühten hohlen Blütenköpfchen mit den gelben Röhren- und den weißen Zungenblüten; in anthroposophischen (Anthroposophie = Lehre v. R. Steiner, seit 1913) Arzneimitteln auch die Wurzeln.

Verwechslungen, Verfälschungen und minderwertige Droge
Verwechselt oder verfälscht wird die »echte« Kamille mit der Strandkamille, der Hundskamille oder mit der strahlenlosen Kamille. Die Verwechslungen kommen in der Regel nur bei wildgesammelter Droge vor.

Die übliche Handelsdroge stammt aus Kulturen, und dort kommen Beimengungen mit der Hundskamille etc. äußerst selten vor.
Als minderwertig gelten Drogen, die entweder einen zu geringen Gehalt (unter 0,4 Vol %) an ätherischem Öl enthalten oder die azulenarm bzw. azulenfrei sind (liefern grünes Kamillenöl).

Hauptinhaltsstoffe

- 0,2–0,8% ätherisches Öl (das DAB schreibt einen Mindestgehalt von 0,4% vor), mit Matricin (= farblos) bzw. Chamazulen (= blau), (–)-α-Bisabolol und dessen Oxiden. (Anmerkung: Das blaue Chamazulen entsteht nicht nur bei der Wasserdampfdestillation, sondern auch zum Teil bei der Herstellung eines Kamillentees).
- Flavonoide, darunter vor allem Apigenin-, Luteolin- und Patuletin-7-glykoside.
- Bis zu 10% Schleimstoffe.

Hauptwirkungen

- Das *ätherische* Öl, das nur in alkoholischen Zubereitungen und in Destillaten in genügender Konzentration vorhanden ist, besitzt eine entzündungshemmende (antiphlogistische) und krampflösende (spasmolytische) Wirkung. Das (–)-α-Bisabolol hat zudem noch eine spezifische antipeptische Wirkung (Hemmung der Pepsinsekretion im Magen). Hinzu kommen bakterizide und fungizide Eigenschaften in höherer Konzentration.
- Die *Flavonoide,* die auch in wäßrigen Zubereitungen (Kamillentee, Pflanzensaft etc.) in der Regel in wirksamen Konzentrationen vorhanden sind, besitzen eine krampflösende und nach neuesten Untersuchungen auch eine lokale antiphlogistische Wirkung.

Anwendung

Innerlich in Form einer wäßrigen Zubereitung als Kamillentee bei Magen-Darm-Störungen, die mit Krämpfen verbunden sind, sowie bei Durchfällen, Blähungen und Brechreiz – als alkoholische Kamillen-Tropfen bei Entzündungen im Magen- und Darmbereich (z.B. Gastritis, Enteritis) – als Kamillenextrakte, zumeist in Kombinationspräparaten, zur Anwendung bei Störungen im Magen- und Darmtrakt, insbesondere beim Reizmagen und -darm.
Äußerlich als heiße Kompressen bei schlecht heilenden Wunden und bei Infektionen der Haut – als Umschläge bzw. Sitzbäder bei Abszessen, Furunkeln, Hämorrhoiden und Frauenerkrankungen – Kamillentropfen gelöst in lauwarmem Wasser zur Mundspülung bei Entzündungen der Mund- und Rachenhöhle – bei Erkältungskrankheiten bzw. bei Erkrankungen der Atemwege (Bronchitis, Pharyngitis, Laryngitis) zur Dampfinhalation. ▷

In der **Kosmetik** findet die Kamille Verwendung zum Schutz vor Hautreizungen.
Hinweis: Im Gegensatz zur Pollenallergie (Pollinosis) kommen Kontaktallergien mit der echten Kamille äußerst selten vor.

Anwendungsgebiete der Kommission E
Äußerlich: Haut- und Schleimhautentzündungen sowie bakterielle Hauterkrankungen einschließlich der Mundhöhle und des Zahnfleisches.
Entzündliche Erkrankungen und Reizzustände der Luftwege (Inhalationen).
Erkrankungen im Anal- und Genitalbereich (Bäder und Spülungen).
Innerlich: Gastro-intestinale Spasmen und entzündliche Erkrankungen des Gastro-Intestinal-Traktes.

Dosierung
Ein gehäufter Eßlöffel von Kamillenblüten (= ca. 3 g) wird mit heißem Wasser (ca. 150 ml) übergossen, zugedeckt und nach 5–10 Minuten durch ein Teesieb filtriert.
Soweit nicht anders verordnet, wird bei Erkrankungen im Magen-Darm-Bereich 3- bis 4mal täglich eine Tasse frisch bereiteter Tee zwischen den Mahlzeiten getrunken. Bei Entzündungen der Schleimhaut im Mund- und Rachenbereich wird mit dem frisch bereiteten Tee mehrmals täglich gespült oder gegurgelt. Äußere Anwendung: 3- bis 10prozentige Aufgüsse für Umschläge und Spülungen, als Badezusatz 50 g Droge auf 10 l Wasser, halbfeste Zubereitungen mit Zubereitungen entsprechend 3–10% Droge.

Als traditionelles Arzneimittel nach § 109 a
Zur Besserung des Befindens bei Magenbeschwerden.
Zur Unterstützung der Magenfunktion.
Zur Unterstützung der Funktion der Schleimhäute im Mund- und Rachenbereich.

Knoblauch

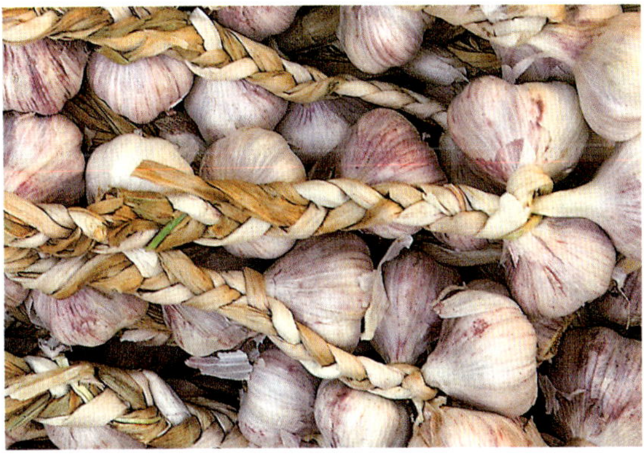

Volkstümliche Bezeichnungen
Gruserich, Knofel, Knoflak, Look.

Arzneibuchbezeichnungen
Bulbus Allii sativi EB 6.

Stammpflanzen
Allium sativum L., Liliaceae (Liliengewächse).

Verwendete Pflanzenteile
Die reifen, frischen Zwiebeln. Die Bezeichnung Knoblauch-»Knolle« ist botanisch falsch! Knoblauch-»Zehen« sind die um die eiförmige Hauptzwiebel herum angeordneten Nebenzwiebeln. Als Handelsware dienen oft die »Knoblauchzöpfe« (= die mit dem Kraut zu Büscheln geflochtenen Zwiebeln, siehe Abbildung).

Hauptinhaltsstoffe
➡ 0,1–0,3% wasserdampfflüchtiges »Lauchöl« (Sulfide, vor allem Di-, Tri- und Polysulfide). Hauptbestandteil ist das Allicin, das aus der geruchlosen Vorstufe Alliin durch Einwirken eines Fermentes beim Zerreiben der Zwiebeln entsteht. Allicin ist instabil und wird bei der Destillation oder in Gegenwart von Wasser und Luftsauerstoff zu Polysulfiden abgebaut, die für den typischen Geruch des flüchtigen Knoblauch-Öles verantwortlich sind.

▷

Die gleiche Reaktion findet auch im Organismus statt; darauf basiert der unangenehme »Knoblauchgeruch« der Ausatmungsluft und der Hautausdünstung.
➡ Vitamine, Cholin, Fermente, Adenosin.

Hauptwirkungen

Keimhemmend (bakteriostatisch); verdauungsfördernd, antidyspeptisch, carminativ, galletreibend. Allicin wirkt noch in einer Verdünnung von 1:100 000 gegen grampositive und gramnegative Bakterien. Die Wirkung gegen pathogene Keime im Magen-Darm-Bereich ist eindeutig wissenschaftlich gesichert. In der medizinischen und pharmazeutischen Fachliteratur wird noch von einer positiven Wirkung bei der Arterioskleroseprophylaxe durch Senkung des Cholesterinspiegels, Vermehrung der antiatherogenen HDL, Förderung der Fibrinolyse und Hemmung der Thrombozytenaggregartion, berichtet. Von PETKOV wurde ferner gefunden, daß sich Knoblauch möglicherweise als Vorbeugungs- und auch Heilmittel gegen eine chronische Bleivergiftung (Saturnismus) eignet. Sowohl die lipidsenkende als auch die gefäßerweiternde und blutdrucksenkende Wirkung sind durch mehrere Studien wissenschaftlich abgesichert, sofern eine ausreichende Dosierung vorlag.

Anwendung

Innerlich in Form der frischen Zwiebeln (2- bis 3mal täglich eine Zehe), des Ölmazerates in Kapseln, des Preßsaftes, des Knoblauchsaftes (mit Zucker), der weinigen Tinktur, des getrockneten Knoblauchpulvers in Dragees (die zunächst nicht zu dem unangenehmen Mundgeruch führen, später aber durch die Hautausdünstung auch den »Knoblauchgeruch« auslösen, sofern ein genügend hoher Gehalt an Allicin bzw. Alliin in den Dragees vorhanden war). Bei Gärungsprozessen im Darm, bei damit verbundenen Blähungserscheinungen (carminative Wirkung) und krampfartigen Beschwerden und in hoher Dosierung (ca. 900 mg Knoblauchpulver täglich) zur leichten Lipidsenkung und Arteriosklerose-Vorbeugung; Knoblauchsaft ferner bei Bronchitis.
Äußerlich in Form des Preßsaftes gegen Pilzerkrankungen (Interdigital-Mykosen).
Volksmedizinisch gegen allerlei Altersbeschwerden, insbesondere als Vorbeugungsmittel gegen frühzeitig eintretende Arterienverkalkung und in Zeiten besonderer Infektionsgefahren.

Anwendungsgebiete der Kommission E
Zur Unterstützung diätetischer Maßnahmen bei Erhöhung der Blutfettwerte.
Zur Vorbeugung altersbedingter Gefäßveränderungen.

Dosierung
Soweit nicht anders verordnet: Mittlere Tagesdosis: 4 g frische Knoblauchzwiebel, Zubereitungen entsprechend.

Als traditionelles Arzneimittel nach § 109 a
Zur Vorbeugung gegen allgemeine Gefäßverkalkung.

Kümmelfrüchte

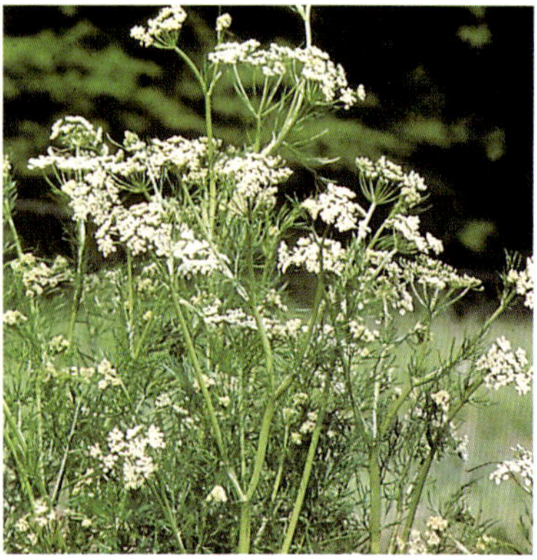

Volkstümliche Bezeichnungen
Feldkümmel, Wiesenkümmel, Kämen, Kümmich, Köm, Karbei.

Arzneibuchbezeichnung
Kümmel DAB 1997 (Carvi fructus).

Stammpflanze
Carum carvi L., Apiaceae (Doldengewächse).

Verwendete Pflanzenteile
Die reifen Früchte und das aus ihnen hergestellte ätherische Öl.

Verwechslungen, Verfälschungen und minderwertige Droge
Als Verfälschungen sind sehr selten anzutreffen: levantinischer (Mogadar-) Kümmel, Indischer Dill und die Früchte des Wiesenkerbels. Minderwertige Drogen: Beimischung von Früchten, denen das ätherische Öl ganz oder teilweise entzogen wurde, und Drogen mit einem Gehalt von weniger als 4%, was nicht selten bei überlagerten Drogen vorkommt.

Hauptinhaltsstoffe
- ➡ Ätherisches Öl (laut DAB ein Mindestgehalt von 4%), bestehend aus Carvon, Limonen, Dihydrocarveol, Carveol u.a.
- ➡ Ca. 13% fettes Öl.
- ➡ Ca. 20% Eiweiß.

Hauptwirkungen

Krampflösend auf Magen, Darm und Galle, blähungstreibend (= carminativ) und durchblutungsfördernd (insbesondere auf die Magen- und Darmschleimhäute). Anregung der Magensaftsekretion.

Anwendung

Innerlich in Form der ganzen Kümmelfrüchte, eines alkoholischen Destillates oder Tinktur und eines Teeaufgusses (1–2 Teelöffel gequetschte Früchte auf 1/4 Liter Wasser) gegen Blähungen und Krämpfe im Magen-Darmbereich und zur Verdauungsförderung und Appetitanregung (z.B. Aperitifs). Als Gewürz und Aromaticum in der Bäckerei sowie in der Likör- und Branntweinindustrie.

Äußerlich das ätherische Öl in alkoholischen Zubereitungen als durchblutungsförderndes und mild hautreizendes Mittel in Rheuma-Einreibungen sowie verdünnt in Pflanzenölen zum Einreiben bei Nabelkoliken des Kindes.

Volksmedizinisch werden Kümmelfrüchte noch zur Förderung der Milchproduktion, gegen Husten, gegen Monatsschmerzen und bei Zahn- und Kopfschmerzen angewendet.

Anwendungsgebiete der Kommission E

Dyspeptische Beschwerden wie leichte, krampfartige Beschwerden im Magen-Darm-Bereich, Blähungen und Völlegefühl.

Dosierung

Soweit nicht anders verordnet:
Tagesdosis: 1,5–6 g Droge, Zubereitungen entsprechend.

Als traditionelles Arzneimittel nach § 109 a

Als mild wirkendes Arzneimittel zur Unterstützung der Verdauungsfunktion.

Kürbissamen

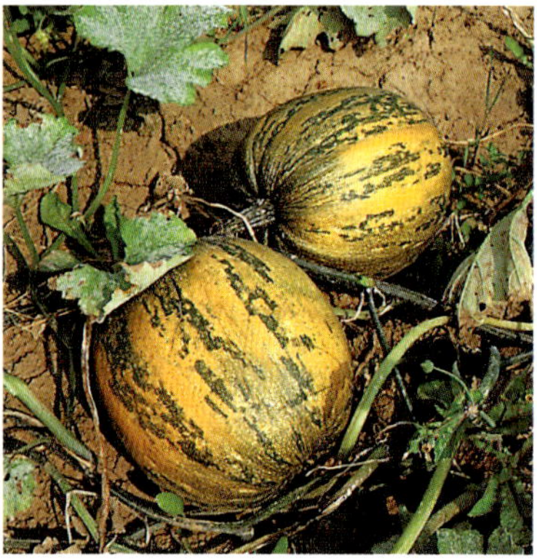

Volkstümliche Bezeichnungen
Für die Pflanze: Krebs, Kerwes, Plutzer.
Für die Samen: Babenkern, Herkulessamen, Jonaskerne, Kürbschsamen, Kürwessam, Peponensamen, Plumperskern, Plützersam.

Arzneibuchbezeichnungen
Semen Cucurbitae EB. 6.

Stammpflanzen
Cucurbita-Arten, Cucurbitaceae (Kürbisgewächse). Nach dem EB. 6 sind Cucurbita maxima DUCH., C. moschata POIR. und Cucurbita pepo L. als Stammpflanzen zugelassen. Von diesen Arten und zwei weiteren (C. mixta PANC. und C. ficifolia BOUCHÉ) existieren darüber hinaus eine Reihe von Kulturvarietäten, von denen dem weichschaligen steirischen Ölkürbis (C. pepo L. convar. citrullinina I. GREB. var. styriaca I.-GREB.) die größte Bedeutung zukommt. Bei letzterer botanisch exakt definierter Kultursorte kann man vom *Medizinischen* Kürbis sprechen, im Unterschied zum »Lebensmittelkürbis«.

Verwendete Pflanzenteile
Die reifen Samen. Die Früchte (Kürbisse) auch als Gemüse, das Mus aus den Früchten auch in einigen Arzneimitteln (Tonika).

Verwechslungen, Verfälschungen und minderwertige Droge

Bis jetzt gibt es nur über die Samen von C. pepo convar. citrullinina var. styriaca positive klinische Untersuchungen, welche die unten aufgeführten Anwendungsgebiete wissenschaftlich gesichert bestätigen. Solange man die therapeutischen Wirkungen der Kürbiskerne nicht auf einen einzelnen Inhaltsstoff zurückführen kann, sollten daher nur die Kerne der obengenannten Varietät als therapeutisch verwendbare Droge zugelassen sein. Von den Kernen der anderen weichschaligen Zuchtsorte, dem »Gießener Kürbis«, sind die Samen des »steirischen Ölkürbis« aufgrund mikroskopischer Merkmale zu unterscheiden. Gleiches gilt für geschälte Kerne hartschaliger C. pepo-Varietäten bzw. anderer Cucurbita-Arten, die ebenfalls grün (wie die weichschaligen Kerne) aussehen. Schließlich ist darauf zu achten, daß nur reife Kerne Verwendung finden. Die verschiedenen Varietäten unterscheiden sich außerdem im Gehalt an Tocopherolen, im Carotinoid-Spektrum, im Protochlorophyllgehalt, im Fettgehalt und im Fettsäuremuster, in der Zusammensetzung des Eiweißes sowie in Art und Menge der enthaltenen Phytosterine.

Hauptinhaltsstoffe

- Ca. 50% fettes Öl (davon rund die Hälfte Linolsäureester).
- Ca. 32% Eiweiß.
- Ca. 8% Kohlenhydrate.
- Ca. 5% Mineralstoffe (1/3 davon Kalium) und Spurenelemente, vor allem Selen.
- Ca. 30 mg % Vitamin E (β- und y-Tocopherol).
- Phytosterine, darunter β-Sitosterol (β-Sitosterin) und wenig verbreitete $\Delta 7$-Sitosterolglykoside.
- 25 verschiedene Aminosäuren, darunter Cucurbitin.
- Farbstoffe (Carotinoide, Xanthine, Chlorophylle).

Hauptwirkungen

Kürbiskerne wirken normalisierend und kräftigend auf Funktion und Muskulatur der Blase. Die Wirksamkeit von Präparaten auf der Basis der steirischen Ölkürbiskerne ist durch klinische Untersuchungen gesichert. An der Wirkung ist der gesamte Inhaltsstoff-Komplex beteiligt. Es ist daher solchen Zubereitungen der Vorzug zu geben, die die vollständigen Kürbiskern-Inhaltsstoffe enthalten. Von besonderer Bedeutung sind die $\Delta 7$-Sitosterolglykoside.

Anwendung ▷

Anwendung

Innerlich in Form der ganzen oder geschrotenen Kerne, auch als Haltbares Granulat erhältlich, in gepulverter Form, in konzentrierten Extrakten (z.B. 25:1) meist in Kapseln, zur Kräftigung und Funktionsanregung der Blase bei Blasenreizzuständen, Blasenschwäche und ähnlichen Funktionsstörungen der Blase, auch solchen, die in Verbindung mit einem Prostata-Adenom (Alt-Männer-Krankheit) auftreten können.

Volksmedizinisch auch als Wurm-Mittel gegen Band- und Spülwürmer. Das Kürbiskernöl besitzt als Speiseöl hohen diätetischen Wert.

Anwendungsgebiete der Kommssion E

Reizblase, Miktionsbeschwerden bei Prostataadenom Stadium I bis II.

Dosierung

Soweit nicht anders verordnet:
Mittlere Tagesdosis: 10 g Samen, Zubereitungen entsprechend.

Als traditionelles Arzneimittel nach § 109 a

Zur Stärkung oder Kräftigung der Blasenfunktion.

Lavendelblüten

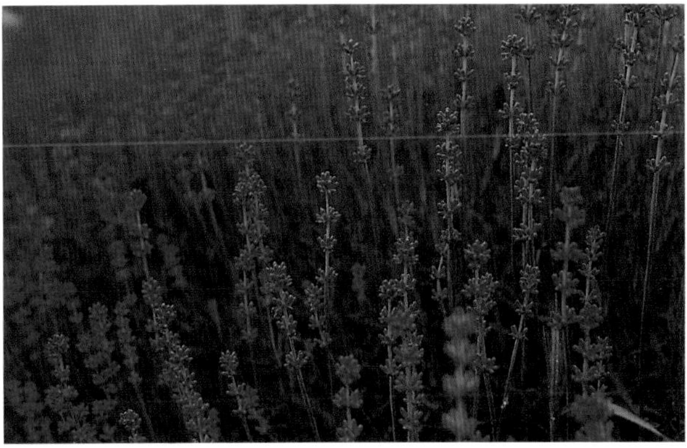

Volkstümliche Bezeichnungen
Kleiner Speik, Lavander.

Arzneibuchbezeichnungen
Lavendelblüten DAC,
Lavendelöl DAB 1997
(Aetheroleum lavandulae).

Stammpflanze
Lavandula angustifolia MILL., Lamiaceae (Lippenblütler).

Verwendete Pflanzenteile
Die Blüten und das daraus hergestellte ätherische Öl.

Verwechslungen, Verfälschungen und minderwertige Droge
Die offizinellen Lavendelblüten werden zu einem relativ großen Teil mit den Blüten kultivierter Hybriden, z.B. mit Lavandula hybrida (= Bastard aus L. angustifolia x L. latifolia) oder mit Lavandula latifolia (Spiklavendel) vermengt, d.h. bewußt verfälscht.

Hauptinhaltsstoffe
- 1–3% ätherisches Öl – bestehend aus 30–50% Linalylacetat (Spitzenöle erreichen einen Gehalt von 60%); ferner sind noch enthalten Linalool, Borneol, 1,8-Cineol u.a.
- Wenige Cumarine (Cumarin, Umbelliferonmethyläther).

▷

Hauptwirkungen

Das ätherische Öl wirkt schwach beruhigend und gallensekretionsfördernd; äußerlich angewendet durchblutungsfördernd.

Anwendung

Äußerlich meist als Bad (Aufguß aus 50 g Lavendelblüten auf 1 Liter Wasser oder als Lavendelöl) gegen Unruhe und Nervosität, ferner in der Form von Lavendel-Spiritus als Einreibung gegen Rheuma. In Gallentees als galletreibende Droge.
Volksmedizinisch innerlich als Tee (2 geh. Teelöffel auf 1/4 Liter Wasser) bei überreizten Nerven, Magen- und Darmbeschwerden, Kopfschmerzen und Schwindel. In Südfrankreich werden »Lavendel-Sträußchen« unruhigen Säuglingen in das Kinderbettchen gehängt.

Anwendungsgebiete der Kommission E

Innerlich angewendet: Befindensstörungen wie Unruhezustände. Einschlafstörungen, funktionelle Oberbauchbeschwerden (nervöser Reizmagen, ROEHMHELD-Syndrom, Meteorismus, nervöse Darmbeschwerden).
In der Balneotherapie: Zur Behandlung von funktionellen Kreislaufstörungen.

Dosierung

Soweit nicht anders verordnet: Innerlich: Als Tee: 1 bis 2 Teelöffel voll Droge pro Tasse. Lavendelöl: 1 bis 4 Tropfen (ca. 20 bis 80 mg) z.B. auf ein Stück Würfelzucker.
Äußere Anwendung als Badezusatz: 20 bis 100 g Droge auf 20 l Wasser.

Als traditionelles Arzneimittel nach § 109 a

für das ätherische Lavendelöl:
Zur Besserung des Befindens bei Erschöpfungszuständen.

Leinsamen

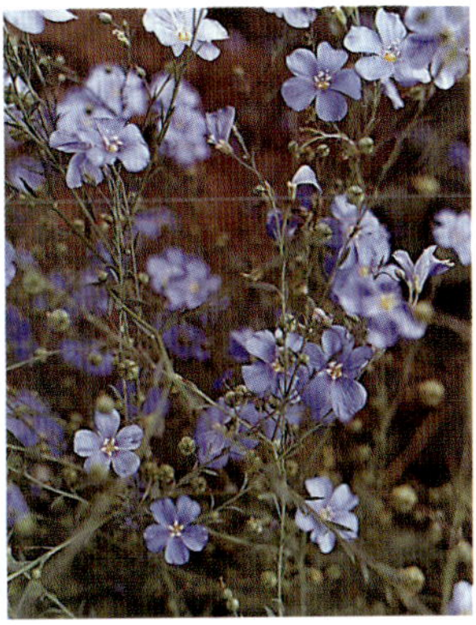

Volkstümliche Bezeichnungen
Für die Pflanze: Flachs, Flachsbeere, Glix.
Für die Samen: Haarlinsen, Leinbollen.
Leinkraut bzw. Flachskraut ist die Bezeichnung für Linaria vulgaris, L. Scrophulariaceae.

Arzneibuchbezeichnung
Leinsamen DAB 1997 (Lini semen).

Stammpflanze
Linum usitatissimum L., Linaceae (Leingewächse).

Verwendete Pflanzenteile
Die reifen Samen.

Verwechslungen, Verfälschungen und minderwertige Droge
Leinsamen stammt nur aus Kulturen. Weltweit wird Lein zur Flachs- und Öl-Gewinnung in großen Mengen angebaut, meist zur technischen Verwendung bzw. die Samen auch als Futtermittel. Dementsprechend existieren eine ganze Reihe von Kulturvarietäten, von denen jedoch nicht alle einen für arzneiliche Zwecke verwendbaren Samen liefern. Eine große Rolle spielen auch die Ernte-

▷

und Lagerbedingungen. Durch maschinelle Ernte in großem Maßstab ist der Leinsamen oft mit Steinen, Fremdsamen u.a. verunreinigt. Zu feuchte Ernte und Lagerung führen zu Schleimaustritt, der dem Samen ein stumpfes Aussehen verleiht. Solche Leinsamen sind für arzneiliche bzw. diätetische Zwecke ungeeignet, ebenso wie unreife, bitter oder ranzig schmeckende Samen sowie Chargen, die hohe Rückstandsmengen an Pflanzenschutzmitteln aufweisen. Die Forderung des DAB nach nur 1,5% fremden Bestandteilen, worunter das Arzneibuch auch alle Samen versteht, die nicht haargenau der DAB-Beschreibung entsprechen (z.B. alle nicht braun glänzenden Samen), ist allerdings kaum zu erfüllen. Das wichtigste Kriterium für die arzneiliche Wirkung als Abführmittel ist jedoch die Quellzahl, das Maß für die Quellfähigkeit der Samen. Sie darf nicht unter 4 und sollte mindestens bei 6 liegen. Aus alledem ist ersichtlich, daß für arzneiliche und diätetische Zwecke nicht jeder Leinsamen geeignet ist. Vielfach ist ein Versagen der Wirksamkeit darauf zurückzuführen, daß (neben einer ungenügenden gleichzeitigen Einnahme von Wasser, siehe nächste Seite) ein minderwertiger Leinsamen verwendet wurde, dessen Qualität keiner Überprüfung unterzogen wurde (im Markt häufig als sog. »Lebensmittelqualität« bezeichnet). Neben dem vom Arzneibuch geforderten braunen Samen gibt es noch **gelbe** (goldfarbene) Samen, die von speziell auf die arzneitliche Verwendung hin gezüchteten Sorten gewonnen werden und in ihrer Wirksamkeit dem braunen Qualitätsleinsamen deutlich überlegen sind, weil sie eine höhere Quellzahl und vor allem geschmackliche Vorteile besitzen.

Hauptinhaltsstoffe

- ➡ 7–12% Schleim (vorwiegend aus Pentosanen bestehend).
- ➡ Ca. 40% fettes Öl (davon ca. 70% Linol- und Linolensäureester).
- ➡ Ca. 25% Eiweiß.
- ➡ 6–9% Rohfaser (Cellulose).
- ➡ Ca. 4% Mineralstoffe und Spurenelemente.
- ➡ 0,1–1,5% cyanogene Glykoside (vor allem die Diglykoside Linustatin und Neolinustatin). Der Gehalt hängt stark vom Entwicklungsstadium und von der Zuchtsorte ab.

Hauptwirkungen

Abführend, im Sinne einer physiologischen »Darmregulierung«, schleimhautschützend durch einen abdeckenden und einhüllenden Effekt. Durch den Gehalt an Schleimstoffen, die in der Samenschale lokalisiert sind, quillt der Leinsamen mit Wasser auf ein Mehrfaches seines ursprünglichen Volumens auf. Im Darm übt er dadurch einen

Dehnungsreiz auf bestimmte Darmnerven aus, woraufhin die Darmbewegung ausgelöst wird. Im Gegensatz zu chemisch wirkenden Abführmitteln, wie den Anthranoid-haltigen Drogen, welche die Darmschleimhaut reizen, wirkt Leinsamen auf physiologischem Weg (wie die Nahrung). Die Wirkung ist daher besser als *darmregulierend* zu bezeichnen, um keine Verwechslung mit den obengenannten »echten« Abführdrogen (Sennesblätter etc.) aufkommen zu lassen. An dieser Wirkung sind auch die Ballaststoffe (Rohfaser, Cellulose) beteiligt, die dem Darm »wieder Arbeit geben«. Die Schleimstoffe halten darüber hinaus Wasser fest; dadurch wird der Kot weich und geschmeidig. Auch der Ölgehalt spielt in diesem Fall eine Rolle. Die Schleimzubereitung aus Leinsamen hat außerdem eine gute Pufferungsfähigkeit, die bei gastritischen Beschwerden eine Anwendung rechtfertigt. Der Schleim übt ferner noch einen Schutzeffekt auf die Magen-Darm-Schleimhäute aus. Der hohe Gehalt des Leinöls an ungesättigten Fettsäuren sowie die Mineralstoffe, Spurenelemente und Aminosäuren machen Leinsamen besonders für *diätetische* Zwecke geeignet.

Vielfach wird im Leinsamen der Gehalt an blausäureabspaltenden (cyanogenen) Glykosiden falsch beurteilt. Die Mengen sind so gering, daß bisher noch nie ein Fall von schädigenden oder gar tödlich endenden Vergiftungen bekannt wurde. Dies liegt nicht zuletzt auch daran, daß der saure Magensaft eine Abspaltung von Blausäure aus den vorhandenen HCN-Glykosiden größtenteils verhindert. Hinzu kommt, daß evtl. entstehende geringe Mengen an HCN (= Blausäure) im Körper entgiftet werden, so daß sich schädigende Mengen nicht ansammeln können. Gesundheitsschädigende Nebenwirkungen bei Daueranwendung sind bisher nicht bekannt geworden und sind auch nicht zu erwarten. Der ständig zitierte »Vergiftungsfall« bei Pferden Ende des 19. Jahrhunderts wurde nicht durch die cyanogenen Leinsamenglykoside verursacht, sondern durch das Verfüttern von verdorbenem Leinsamen, der Mykotoxine (= Schimmelpilze) enthielt.

Anwendung

Innerlich als ganzer, als gequetschter oder, weniger geeignet, als geschroteter (dieser verdirbt schnell, und es muß gegenüber ganzem oder »aufgeschlossenem« Leinsamen ein Kaloriengehalt von rund 470 Kcal/100 g mitberücksichtigt werden) Samen als mildes Abführmittel bei chronischer Verstopfung in einer Dosierung von 3mal täglich 2 Eßlöffeln. **(Wichtig ist, in jedem Fall genügend Flüssigkeit gleichzeitig zuzuführen! Mindestens 1:10, d.h. ein Eßlöffel Leinsamen zusammen mit rund 150 ml Flüssigkeit.)** Ganzer bzw. leicht gequetschter Leinsamen nach dem LINUSIT®-Verfahren besitzt bei Darmträgheit eine stärkere Wirkung gegenüber geschrotetem ▷

Leinsamen, da die Quellung erst nach und nach im Darm erfolgen soll. In Form der Schleim-Abkochung bei Entzündungen der Magen- und Darmschleimhaut; zur Linderung von Hämorrhoidalbeschwerden (in diesen Fällen sollte geschroteter Leinsamen verwendet werden). Das kaltgepreßte Öl auch als Speiseöl und Diätöl, der Preßkuchen (Rückstand der Ölgewinnung) in einigen ballaststoffreichen Lebensmitteln.
Äußerlich in Form des Pulvers bzw. des Preßkuchens zu erweichenden Umschlägen (heiße Packung) bei Entzündungen, Schmerz- und Krampfzuständen, bei eitrigen Abszessen und Furunkeln; das Öl auch als Bestandteil von Brandlinimenten sowie zur Behandlung von Ekzemen und Milchschorf. In der Technik dient das Öl zur Herstellung von Firnissen, Ölfarben und Linoleum.

Anwendungsgebiete der Kommission E

Innerlich: Habituelle Obstipation, durch Abführmittelabusus geschädigtes Kolon, Colon irritabile, Divertikulitis; als Schleimzubereitung bei Gastritis und Enteritis.
Äußerlich: Als Kataplasma bei lokalen Entzündungen.

Dosierung

Soweit nicht anders verordnet:
Innerlich: 2- bis 3mal täglich 1 Eßlöffel unzerkleinerten oder »aufgeschlossenen« (= nicht geschroteten) Leinsamen zusammen mit jeweils ca. 150 ml Flüssigkeit einnehmen.
2–3 Eßlöffel eines geschroteten bzw. zerkleinerten Leinsamens zur Zubereitung eines Leinsamenschleimes.
Äußerlich: 30–50 g Leinsamenmehl als feucht-heißes Kataplasma bzw. als feucht-heiße Kompresse.

Als traditionelles Arzneimittel nach § 109 a

Zur Vorbeugung gegen Darmträgheit. Als Leinsamenschleimzubereitung zur Vorbeugung gegen Schleimhautreizungen im Bereich von Magen und Darm.

Lindenblüten

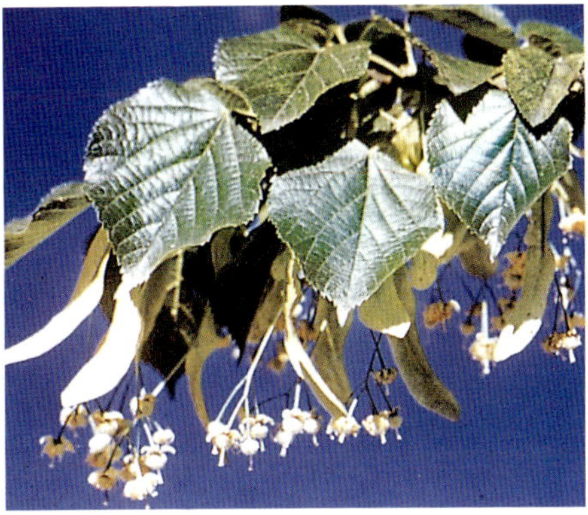

Volkstümliche Bezeichnungen
Sommerlinde, Frühlinde, Graslinde bzw. Winterlinde, Steinlinde, Spätlinde, Waldlinde, Bastbaum.

Arzneibuchbezeichnung
Lindenblüten (Tiliae flos) DAB 1997.

Stammpflanze
Tilia cordata MILL. (= Winter-Linde) und Tilia platyphyllos SCOP. (= Sommer-Linde), Tiliaceae (Lindengewächse).

Verwendete Pflanzenteile
Die ganzen, voll entwickelten Blütenstände mit dem Hochblatt.

Verwechslungen, Verfälschungen und minderwertige Droge
Die Blütenstände von Tilia tomentosa (syn. T. argentea DES.), der Silberlinde, kommen sehr häufig im Handel vor, da diese Lindenart als häufiger Alleebaum vorkommt. Daneben sind noch Verfälschungen durch Tilia americana, Tilia pubescens und Tilia euchlora (Krimlinde) anzutreffen.

▷

Hauptinhaltsstoffe

- Viel Schleim mit der relativ hohen Quellungszahl 12.
- Bis 2% Flavonoide, darunter Hyperosid als Hauptflavonoid, ferner noch Tilirosid, das als Leitsubstanz dient, sowie Quercetin- und Kämpferol-Glykoside (z.B. Rutin) und dimere Procyanidine.
- Ätherisches Öl, mit Geraniol, Geranylacetat, Phenyläthanol, Phenylethylbenzoat, Farnesol, Farnesylacetat, Eugenol und Linalool.

Hauptwirkungen

Schweißtreibend, schwach krampflösend, hustendämpfend und fiebersenkend. Es ist noch unklar, auf welche Wirkstoffe dies zurückzuführen ist. Auf jeden Fall wirkt schweißtreibend, daß der Teeaufguß heiß ist und mindestens 200 ml getrunken werden müssen. Von besonderer Bedeutung für die Wirkung dürften die dimeren Procyanidine sein.

Innerlich als Tee (2 Teelöffel auf 1/4 Liter kochendes Wasser), als schweißtreibendes Mittel (möglichst heiß getrunken) bei fieberhaften Erkältungen, bei Husten und zur Stärkung der allgemeinen Abwehrkräfte. In den USA in Kombination mit Pfefferminzblättern auch als »Haushaltskräutertee« sehr beliebt.

Volksmedizinisch finden Lindenblütenzubereitungen auch noch Anwendung bei Rheuma, Krämpfen, zum Entwässern und zur Appetitanregung.

Anwendungsgebiete der Kommission E

Erkältungskrankheiten und damit verbundenem Husten.

Dosierung

Soweit nicht anders verordnet:
Tagesdosis: 2–4 g Droge, Zubereitungen entsprechend.

Als traditionelles Arzneimittel nach § 109 a

Zur Besserung des Befindens bei Erkältungskrankheiten.

Löwenzahn, -kraut und -wurzel

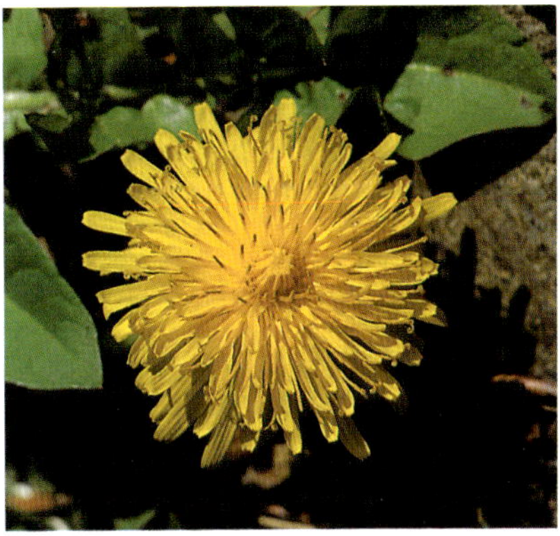

Volkstümliche Bezeichnungen
Butterblume, Pusteblume, Kuhblume, Wiesenlattich, Ackerzichorie und viele andere (im deutschen Sprachgebiet gibt es etwa 500 verschiedene Bezeichnungen für Löwenzahn).

Arzneibuchbezeichnungen
Löwenzahn, DAC; Löwenzahnwurzel mit Kraut (Taraxaci radix cum herba).

Stammpflanze
Taraxacum officinale WEB., Cichoriaceae (Compositae liguliflorae = Zungenkorbblütler).

Verwendete Pflanzenteile
Die ganze Pflanze, die Wurzel, das Kraut, die Blüten.
Neben der arzneilichen Verwendung hat der Löwenzahn auch Bedeutung als Salat (die im Frühjahr gesammelten frischen Blätter). Die Wurzeln werden als koffeinfreier Kaffee-Ersatz verwendet.

Verwechslungen, Verfälschungen und minderwertige Droge
Selten Verwechslung mit Wurzel und Kraut von Cichorium intybus L., der Wegwarte (mikroskopisch erkennbar); Verfälschungen mit Blättern verschiedener Leontodon-Arten (Herbst-, Rauher »Löwenzahn«; Blattform, Behaarung!) möglich. Öfters stark verunreinigte und unsachgemäß getrocknete Droge im Handel. ▷

Hauptinhaltsstoffe

- Bitterstoffe, die zu den Eudesmoliden und Germacranoliden (Sesquiterpene) gehören.
- Bis 40% Inulin (Gehalt am höchsten in den im Herbst gesammelten Wurzeln).
- Reichlich Vitamin C und andere Vitamine (im frischen Kraut).
- Kautschuk, Harz, Eiweiß, Fettsäuren im Milchsaft.
- Terpene, Sterine (z.B. Taxasterol), Mineralstoffe, vor allem Kalium (im Kraut bis zu 4,5%), Schleim.

Hauptwirkungen

Steigerung der Magensaftproduktion durch die Bitterstoffe, gallensekretionsfördernd, stoffwechselanregend, harntreibend.

Anwendung

Innerlich als Frischpflanzenpreßsaft aus dem Kraut, als Teeaufguß (1–2 Teelöffel auf 1/4 Liter Wasser), dabei nur 1 Minute lang kochen (besser ist ein Kaltansatz), in Form des alkoholischen Auszuges, in Form der wäßrigen oder alkoholischen Trockenextrakte, zumeist in Kombinationspräparaten, bei Erkrankungen der Leber (Hepatitis, Gelbsucht), Gallensteinen, Nierensteinen und gegen Appetitlosigkeit. Als Bestandteil sog. »Blutreinigungsmittel« (durch die harntreibende und mild abführende Wirkung); der Preßsaft aus der frischen Pflanze zur Unterstützung bei Vitamin-C-Mangel.
Volksmedizinisch auch als »Diabetiker-Tee« (aufgrund des hohen Inulin-Gehaltes), jedoch ohne einen kausalen Einfluß auf die Zuckerkrankheit zu haben.

Anwendungsgebiete der Kommission E
Störungen des Gallenflusses. Appetitlosigkeit und dyspeptische Beschwerden wie Völlegefühl und Blähungen.

Dosierung
Soweit nicht anders verordnet:
Als Aufguß: 1 Eßlöffel der geschnittenen Droge auf 1 Tasse Wasser.
Als Abkochung: 3–4 g der geschnittenen oder gepulverten Droge auf 1 Tasse Wasser.
Als Tinktur: Täglich 3mal 10–15 Tropfen.
Bei Gallensteinleiden nur nach Rücksprache mit einem Arzt anwenden!

Als traditionelles Arzneimittel nach § 109 a
Zur Unterstützung der Verdauungsfunktion.

Mäusedornwurzelstock

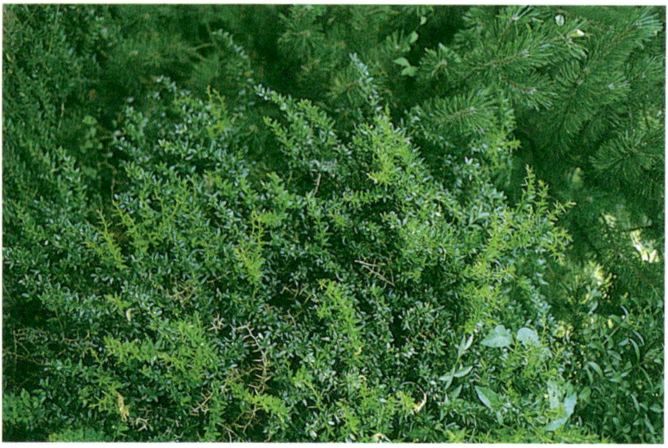

Volkstümliche Bezeichnungen
Myrtendorn,
Dornmyrte,
Stechender Mäusedorn,
Butcher's broom.

Arzneibuchbezeichnung
Rusci aculeati rhizoma
(Bisher ist in keinem europäischen Arzneibuch aufgenommen; dennoch große Bedeutung in der Selbstmedikation).

Stammpflanze
Ruscus aculeatus L., Asparagaceae (Spargelgewächse), früher Liliaceae.

Verwendete Pflanzenteile
0,7 bis 2 cm dicker, zylindrischer und knolliger Wurzelstock mit zahlreichen holzigen Adventivwurzeln von 2 bis 3 mm Dicke. Gesammelt im Mittelmeergebiet, in Frankreich und in den europäischen Alpen.

Verwechslungen, Verfälschungen und minderwertige Droge
Zu früh geerntete oder falsch getrocknete Drogen, die dann den notwendigen Mindesgehalt an Steroidsaponinen nicht enthalten. Als geschnittene Wurzelstockdroge ist Mäusedornwurzelstock nicht im Handel, nur als Extrakt in Fertigarzneimitteln.

Hauptinhaltsstoffe

- 4–6% Steroidsaponine, mit den Hauptsaponinen Ruscin (Spirostanolglykosid) und Ruscosid (bisdesmosidisches Furostanolyglykosid). Die »Ruscogenine« sind das Aglykongemisch beider Glykoside, nach säurehydrolytischer Spaltung.
- 0,1% ätherisches Öl mit (ca. 200 Einzelkomponenten, u.a. Campher).
- Sterole und Triterpene.

Hauptwirkungen

Tierexperimentell wurde eine Erhöhung des Venentonus, eine kapillarabdichtende, eine entzündungshemmende und eine harntreibende Wirkung nachgewiesen. Der Reaktionsmechanismus der gefäßabdichtenden und antiexsudativen Wirkung ist offensichtlich ein anderer als der von Aescin (bei Roßkastaniensamen). Die Ruscogenine hemmen nicht die Hyaluronidase, sondern die Elastase (= Elastin ist zusammen mit Kollagen und Proteoglykanen eine Komponente der extrazellulären Matrix, dem Eiweißstoff des elastischen Bindegewebes). In Tierversuchen zeigten Ruscusextrakte eine gute Resorbierbarkeit der Ruscussaponine.

Anwendung

Innerlich in Form von alkoholisch-wäßrigen Trockenextrakten (Kapseln oder Tinktur) zur unterstützenden Behandlung bei chronisch venöser Insuffizienz (CVI).
Äußerlich in Form von Salben oder Gelen bei »schweren Beinen«. Die äußerliche Anwendung ist allerdings wissenschaftlich umstritten.

Anwendungsgebiete der Kommission E

Zur unterstützenden Therapie von Beschwerden bei chronisch venöser Insuffizienz wie Schmerzen und Schweregefühl in den Beinen, nächtliche Wadenkrämpfe, Juckreiz und Schwellungen. Unterstützende Therapie von Beschwerden bei Hämorrhoiden wie Juckreiz, Brennen.

Dosierung

Tagesdosis: Nativer Gesamtextrakt, entsprechend 7–11 mg Gesamtruscogenine (bestimmt als Summe von Neoruscogenin und Ruscogenin nach Hydrolyse).

Als traditionelles Arzneimittel nach § 109 a

Es existiert keine Monographie für Mäusedornwurzelstock.

Marienkörner/-distelfrüchte

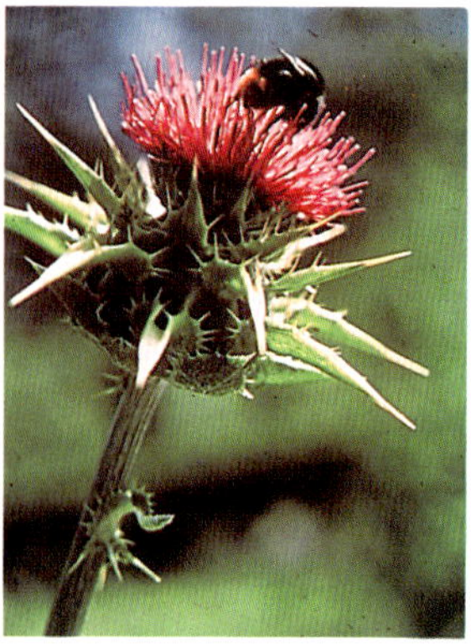

Volkstümliche Bezeichnungen
Christi Krone, Fieberdistel, Frauendistel, Heilandsdistel, Magendistel, Stechkörner.

Arzneibuchbezeichnungen
Mariendistelfrüchte (Cardui mariae fructus) DAB 1997.

Stammpflanze
Silybum marianum (L.) GAERTN., Asteraceae (Korbblütler).

Verwendete Pflanzenteile
Die reifen, von der Haarkrone (Pappus) befreiten Früchte (im Volksmund oft fälschlich als Samen bezeichnet). Manchmal wird auch die Verwendung des blühenden Krautes bzw. der Blätter empfohlen; da diese jedoch nicht die Hauptwirkstoffe der Früchte enthalten, gilt für diese Pflanzenteile nicht die gleiche arzneiliche Wirkung wie für die Früchte.

Verwechslungen, Verfälschungen und minderwertige Droge
Das DAB fordert einen Mindestgehalt von 1% Silymarin (ber. als Silybin). Es gibt verschiedene Handelssorten: graue bis braun schwarze, mattgraue bis weißgraue und rötliche bis violette Früchte. Verfälschungen erfolgen gelegentlich durch Früchte von Silybum eburneum (aus Spanien, Algerien); durch einen histochemischen Test erkennbar (mit Schwefelsäure färbt sich das Keimblattgewebe der echten Droge orange bis rostbraun, das der Verfälschung zitronengelb).

Hauptinhaltsstoffe

- Um 1% Silymarin. Der Wirkstoffkomplex Silymarin, der ausschließlich in der Fruchtschale lokalisiert ist, besteht im wesentlichen aus den drei »Flavanonollignanen« Silybin, Silydianin und Silychristin, die sich durch verschiedene Anknüpfungen von Coniferylalkohol an das Flavanonol-Gerüst des Taxifolins unterscheiden.
- Bis 26% fettes Öl (wird für pharmazeutische Zubereitungen entfernt und wird für diätetische Zwecke verwendet).
- Wenig Gerbstoff, Eiweiß, etwas Schleim.

Hauptwirkungen

Alle Verbindungen des Silymarin-Komplexes besitzen eine vorbeugende, heilende Leberwirksamkeit, die durch Tests an verschiedenen Leberschädigungs-Modellen nachgewiesen wurde. Diese Schutzwirkung ist wahrscheinlich auf einen membranstabilisierenden Effekt zurückzuführen; die beschleunigte Regenerationsfähigkeit der Leber liegt vermutlich an einer Stimulierung der ribosomalen RNA- und damit Eiweiß-Synthese in den Leberzellen. Eine sinnvolle und erfolgreiche Therapie setzt eine Einnahme von mind. 210 mg Silymarin (in Form geeigneter Präparate) pro Tag voraus, davon sollten mindestens 90 mg Silybin (= Silibinin) sein.

Anwendung

Innerlich die Früchte als Abkochung (5 g zerstoßene Früchte auf 1/4 Liter Wasser), die alkoholische Tinktur bzw. der Trockenextrakt zur Unterstützung der Behandlung von funktionellen Leber- und Gallebeschwerden. Der isolierte Silymarin-Komplex bei toxisch-metabolischen Leberschäden, akuter Hepatitis, Leberzirrhose, chronischer Hepatitis und zur Nachbehandlung einer infektiösen Gelbsucht (**Arzt!**).

Volksmedizinisch werden die Früchte auch noch bei Unterschenkelgeschwüren (offenen Beinen) und Krampfadern angewendet.

Anwendungsgebiete ▷

Anwendungsgebiete der Kommission E
Droge: Dyspeptische Beschwerden.
Zubereitungen (standardisierte Trockenextrakte): Toxische Leberschäden; zur unterstützenden Behandlung bei chronisch-entzündlichen Lebererkrankungen und Leberzirrhose.

Dosierung
Soweit nicht anders verordnet: Mittlere Tagesdosis: 12–15 g Droge. Zubereitungen: Entsprechend 200 – 400 mg Silymarin, berechnet als Silibinin.

Als traditionelles Arzneimittel nach § 109 a
Zur Unterstützung der Verdauungsfunktion.

Mate-Blätter (Mate-Tee)

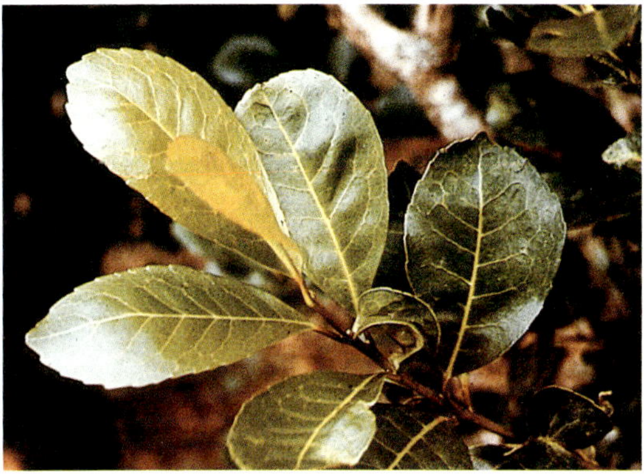

Volkstümliche Bezeichnungen
Paraguaytee, Paranatee, Missionstee, Yerba mate.

Arzneibuchbezeichnung
Grüne und geröstete Mateblätter DAC (Mate folium).

Stammpflanze
Ilex paraguariensis DE SAINT-HILAIRE, Aquifoliaceae (Stechpalmengewächse).

Verwendete Pflanzenteile
Als Lebensmittel oder als Arzneimittel werden die getrockneten, grünen Blätter und Blattstiele verwendet. In Europa werden zusätzlich geröstete, braune Blätter angeboten. Letzteres erfolgt aus geschmacklichen Gründen und soll in etwa dem Geschmack von fermentiertem »Schwarzem Tee« entsprechen.

Verwechslungen, Verfälschungen und minderwertige Droge
In Brasilien kommen zahlreiche andere Ilex-Arten vor, die insbesondere bei einer Wildsammlung dem »echten« Mate-Tee beigemischt werden. Die importierte Droge stammt überwiegend aus Anbaukulturen und ist kaum mit anderen Ilex-Arten verfälscht. Partien, die einen Mindestgehalt von 0,6% Coffein nicht enthalten, kommen gelegentlich vor.

▷

Hauptinhaltsstoffe

- 0,3 bis 2,4% Coffein (der Deutsche Arzneimittel-Codex verlangt einen Mindestgehalt von 0,6%).
- 0,1 bis 0,5% Theobromin und Theophyllin nur in Spuren.
- 4 bis 14% Caffeoylchinasäuren, darunter vor allem Chlorogensäure und Neochlorogen-Säure.
- Flavonoide und Triterpensaponine (sog. Matesaponine).
- Ätherisches Öl in Spuren.

Hauptwirkungen

Aufgrund des Gehaltes an Coffein, das z.T. an die Caffeoylchinasäure gebunden ist und je nach Zubereitungsform unterschiedlich freigesetzt wird, ist der Mate-Tee ein zentralanregendes Stimulans und ein Aquaretikum (vermehrte Harnausscheidung). In weiten Teilen Südamerikas ist der Mate-Tee eine Art »Nationalgetränk« und dient nicht nur zur Anregung, sondern auch zur Unterdrückung des Hungergefühles. Aus experimentellen und klinischen Studien ist bekannt, daß Coffein analeptisch harntreibend, positiv inotrop (stärkt die Herzkraft), positiv chronotrop (steigert die Schlagfrequenz des Herzens), glykogenolytisch (glykogenabbauend) und lipolytisch wirkt.

Anwendung

Als anregendes Arzneimittel oder auch als anregender »Haustee« im Sinne eines Lebensmittels. Analog der Teezubereitung des schwarzen Tees ist die anregende Wirkung stärker und auch der Geschmack angenehmer, wenn die Mateblätter nur kurz mit kochendem Wasser aufgebrüht und nicht gekocht werden. Die Anpreisung als »idealer Schlankmacher, der auf natürliche Weise das Abnehmen erleichtert« bedarf noch der wissenschaftlichen Bestätigung!

Anwendungsgebiete der Kommission E

Geistige und körperliche Ermüdung.

Dosierung

Mittlere Tagesdosis 3 g Droge.

Als traditionelles Arzneimittel nach § 109 a

Zur Besserung des Allgemeinbefindens.

Melissenblätter

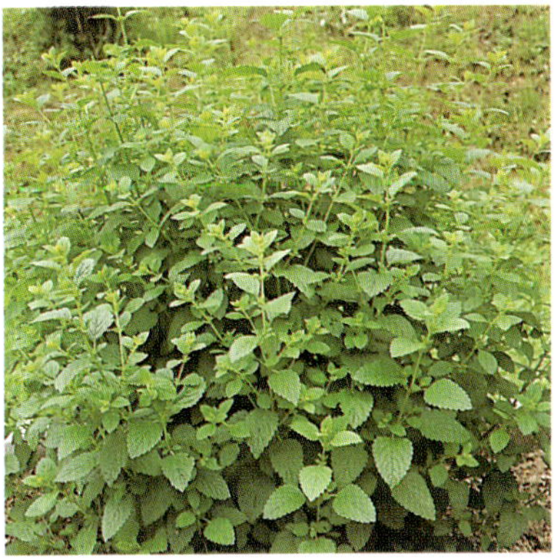

Volkstümliche Bezeichnungen
Zitronenmelisse, Gartenmelisse, Citronelle, Herzkraut, Zitronenkraut, Frauenkraut, Bienenkraut, Immenblatt.

Arzneibuchbezeichnung
Melissenblätter DAB 1997 (Melissae folium).

Stammpflanze
Melissa officinalis L., Lamiaceae (Lippenblütler).

Verwendete Pflanzenteile
Die Blätter; zur Herstellung des Frischpflanzenpreßsaftes die gesamte oberirdische Pflanze.

Verwechslungen, Verfälschungen und minderwertige Droge
Als Verfälschung sind anzutreffen die Blätter von Nepeta cataria var. citriodora (Katzenmelisse), Melissa cordifolia und dracocephalum moldavica L. (Türkische Melisse).
Als minderwertig gelten Blätter, die weniger als 0,05% ätherisches Öl enthalten.

▷

Hauptinhaltsstoffe

- Bis 0,2% ätherisches Öl, bestehend aus Citronellal (bis 40%), Citral (ca. 30%), Citronellol, Linalool, Geraniol und Caryophyllen.
- Flavonoide, Triterpene.
- 3–5% »Labiatengerbstoffe«, darunter die Rosmarinsäure.

Hauptwirkungen

Beruhigend, krampflösend, antibakteriell, verdauungsfördernd.

Anwendung

Innerlich in Form eines Tee-Aufgusses (2 gehäufte Teelöffel mit 1/4 Liter kochendem Wasser übergießen und in einem gut verschlossenen Gefäß 5 Minuten lang ziehen lassen) oder besser in Form einer alkoholischen Zubereitung, insbesondere in Form eines alkoholischen Destillates, da nur hier eine entsprechende Konzentration an ätherischem Öl vorliegt, bei nervösen Magen- und Darmstörungen sowie als »mildes« Beruhigungsmittel, insbesondere bei nervösen Herzbeschwerden. Die sog. »Melissengeister« des Handels sind Destillate aus mehreren ätherischen Öldrogen, wobei in der Regel der Anteil an Melissenblättern untergeordnet ist (höchstens 30%). Außerdem wird entsprechend der Rezeptur für Spiritus Melissae compositus (= Karmelitergeist) des DAB 6 anstelle des »echten« Melissenöles häufig das Citronellöl (Oleum Citronellae) von der Grasart Cymbopogon nardus verwendet, das fälschlich auch Oleum Melissae indicum genannt wird. Je nach Herkunft kann dieses ätherische Öl dem ätherischen Öl von Melissa officinalis sehr ähnlich sein und dürfte insbesondere in der Wirkung weitgehend identisch sein mit dem »echten« Melissenöl. Echtes Melissenöl ist sehr teuer.

Anwendungsgebiete der Kommission E

Nervös bedingte Einschlafstörungen. Funktionelle Magen-Darm-Beschwerden. Die Wirksamkeit bei Einschlafstörungen wird 1998 in Frage gestellt.

Dosierung

Soweit nicht anders verordnet: 1,5–4,5 g Droge auf eine Tasse als Aufguß mehrmals täglich nach Bedarf.

Als traditionelles Arzneimittel nach § 109 a

Zur Besserung des Befindens bei nervlicher Belastung, zur Unterstützung der Magenfunktion.

Mistelkraut

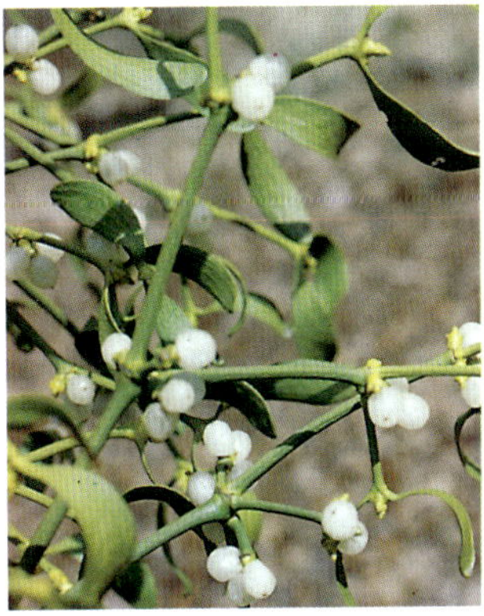

Volkstümliche Bezeichnungen
Donarbesen, Drudenfuß, Geißkraut, Hexenbesen, Hexennest, Immergrün, Kenster, Klüster, Knisterholz, Nistel, Vogelleimholz, Wintergrün.
Die Bezeichnung »Immergrün« nicht verwechseln mit dem auch als Bodendecker angepflanzten Immergrün (Vinca minor L., Apocynaceae) sowie die Bezeichnung »Wintergrün« nicht verwechseln mit dem einheimischen Wintergrün (Pyrola, Pyrolaceae).

Arzneibuchbezeichnung
Mistelkraut DAB 1997 (Visci herba).

Stammpflanze
Viscum album L., Loranthaceae (Mistelgewächse), ein Halbschmarotzer. Je nach Wirtspflanze unterscheidet man Unterarten, die in der Allopathie von keiner Bedeutung sind im Gegensatz zur Verwendung in der Anthroposophie (Lehre nach Rudolf Steiner).

▷

Verwendete Pflanzenteile

Die getrockneten jüngeren Zweige, die frischen oder schnellgetrockneten, vor der Fruchtbildung gesammelten Blätter und Zweige; die frischen Beeren und Blätter (HAB).

Verwechslungen, Verfälschungen und minderwertige Droge

Verholzte Teile sollen in der Droge nicht vorhanden sein. Verfälschungen kommen praktisch nicht vor. Belastung mit Pestiziden!

Hauptinhaltsstoffe

- Flavonoide (Methylderivate des Quercetins).
- Viscotoxine (Polypeptide) und Lectine (giftige Glykoproteine).
- biogene Amine (Tyramin u.a.).
- Polysaccharide.

Hauptwirkungen

Das Viscotoxin ist ein Zellgift mit örtlich reizender, nekrotisierender Wirkung. Die verschiedenen Proteinfraktionen zeigen eine unterschiedliche krebshemmende Wirksamkeit. Eine Anwendung bei Geschwulsterkrankungen darf jedoch nur unter ärztlicher Aufsicht und mit geeigneten Injektionspräparaten erfolgen! Das Gleiche gilt für eine Anwendung bei chronischen Gelenkerkrankungen (Arthrose).
Die Flavonoide sind vor allem für die Anwendung zur Arteriosklerose-Vorbeugung von Bedeutung. Die volksmedizinische Anwendung gegen Bluthochdruck (Hypertonie) ist wissenschaftlich ungenügend begründet, ebensowenig wie die Qualifzierung der Droge nach den Wirtspflanzen.

Anwendung

Innerlich in Form des Teeauszuges (2 gehäufte Teelöffel Mistelkraut mit 1/2 Liter kaltem Wasser 8–12 Stunden ziehen lassen), als wäßrige oder alkoholische Extrakte bzw. Tinkturen, als Frischpflanzenpreßsaft zur Vorbeugung gegen Arteriosklerose, bei Schwindelgefühl und Blutandrang zum Kopf. Aus mikrobiologischen Gründen ist es zweckmäßig, wenn der Teeauszug vor der Einnahme kurz erhitzt wird. **Eine orale Misteltherapie lehnt die Kommission E ab,** sie wird aber von der Kommission nach § 109 a akzeptiert.

Anwendungsgebiete der Kommission E
Zur Segmenttheraphie bei degenerativ entzündlichen Gelenkerkrankungen durch Auslödung cuti-visceraler Reflexe nach Setzen lokaler Entzündungen durch intracutane Injektionen. Zur Palliativtherapie im Sinne einer unspezifischen Reiztherapie bei malignen Tumoren.

Dosierung
Soweit nicht anders verordnet: Nach Angaben des Herstellers.

Als traditionelles Arzneimittel nach § 109 a
Zur Unterstützung der Kreislauffunktion. Zur Vorbeugung gegen allgemeine Arterienverkalkung.

Passionsblumenkraut

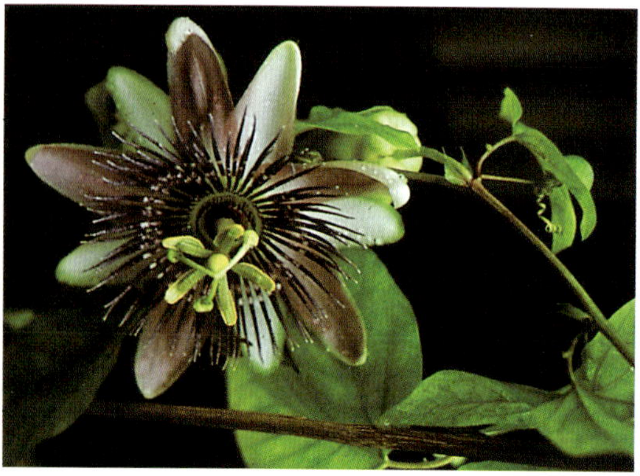

Volkstümliche Bezeichnungen
Fleischfarbige Passionsblume, Passionskraut (nicht zu verwechseln mit dem »Passionsblümchenkraut« = Bruchkraut, Herniariae herba).

Arzneibuchbezeichnung
Passionsblumenkraut DAB 1997 (Passiflorae herba).

Stammpflanze
Passiflora incarnata L., Passifloraceae (Passionsblumengewächse, subtropische Schlingpflanze).

Verwendete Pflanzenteile
Das Kraut (die blattreichen Schlingtriebe mit Ranken und Blüten), die Blätter, die Blüten. Von verschiedenen anderen Passiflora-Arten auch die Früchte: Passionsfrucht, Granadilla oder Maracuja; fleischiger Samenmantel mit säuerlich-süßem, eigenartig aromatischem Geschmack. Verwendung zu Fruchtsaft (-getränken), Salaten, Cocktails, gefüllten Schokoladen und Geleezuckerwaren.
Die Keimlinge und daraus hergestelltes fettes Öl.

Verwechslungen, Verfälschungen und minderwertige Droge

Es gibt etwa 400 Passionsblumen-Arten, von denen viele auch als Zierpflanze gezogen werden. Da die Droge »Passiflorae incarnatae herba« relativ teuer ist, kommen immer wieder Verfälschungen mit anderen Passiflora-Arten vor. Die einzelnen Arten unterscheiden sich in Art und Menge der in ihnen vorkommenden Flavonoide und Alkaloide. Da nur über die Art P. incarnata gesicherte Wirksamkeitsnachweise vorliegen, sind andere Arten vorläufig noch als Verfälschungen anzusehen. Wurzelteile und Teile der Blauen Passionsblume (enthält Blausäureglykoside) dürfen in der Droge nicht vorkommen.

Hauptinhaltsstoffe

- Flavonoide, hauptsächlich Isovitexin-2^{11}-glucosid u.a.
- Harmanalkaloide (in Spuren, je nach Bestimmungsmethode und je nach Herkunft sowie Entwicklungszustand der Pflanze).
- Spuren von ätherischem Öl und cyanogenen Glykosiden (bes. Gynocardin).

Hauptwirkungen

Beruhigend und krampfstillend. Die Wirkung ist wahrscheinlich auf die Flavonoide zurückzuführen.

Anwendung

Vorwiegend innerlich in Form der Tinktur oder als Trockenextrakt, zumeist in Kombinationspräparaten, bei nervöser Unruhe, Einschlafstörungen und Konzentrationsschwierigkeiten, Kreislaufschwäche, Klimakteriumsbeschwerden sowie bei Bronchialasthma.

Anwendungsgebiete der Kommission E

Nervöse Unruhezustände.

Dosierung

Tagesdosis: 4 – 8 g Droge, Zubereitungen entsprechend (mit 60 – 120 mg Trockenextrakt).

Als traditionelles Arzneimittel nach § 109 a

Zur Besserung des Befindens bei nervlicher Belastung.

Petersilienkraut, -wurzeln und -früchte

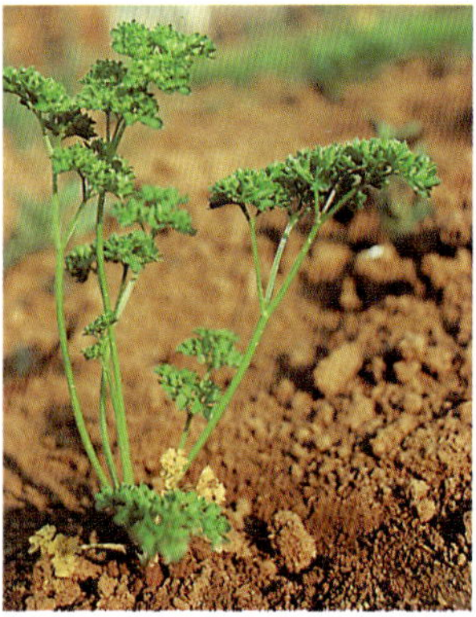

Volkstümliche Bezeichnungen
Bittersilche, Kräutel,
Peterchen, Peterling, Silk.

Arzneibuchbezeichnung
Fructus Petroselini EB 6.
Radix Petroselini EB 6.

Stammpflanze
Petroselinum crispum (MILL.) A.W. HILL (syn. P. hortense HOFFM.), Apiaceae (Doldengewächse).
Man unterscheidet zwei große Gruppen:
- Wurzel-Petersilie,
- Blatt-Petersilie.

Von der Blatt-Petersilie gibt es glatt-, kraus- und mooskraus-blättrige Typen.

Verwechslungen, Verfälschungen und minderwertige Droge
Die Früchte können mit den Thymol-führenden-Früchten der «indischen Petersilie« (Trachyspermum ammi, Fructus Ajowani) sowie mit den Früchten der Hundspetersilie (Aethusa cynapium) und des Sellerie (Apium graveolens) verwechselt oder verfälscht sein. Die Wurzel wird häufig mit Pastinak-Wurzel verwechselt.

Hauptinhaltsstoffe

- 3–6% ätherisches Öl in den Früchten, 0,2–0,3% in den Wurzeln. Nach den Hauptbestandteilen des ätherischen Öls unterscheidet man Apiol-, Myristizin- und Allyltetra-methoxybenzol-Rassen.
- In der Wurzel außerdem die Furanocumarine Bergapten und Isoimperatorin.
- Im Kraut und in den Wurzeln das Flavonglykosid Apiin.

Hauptwirkungen

Die Früchte wirken aufgrund des Apiol- und Myristizin-Gehaltes harntreibend (aquaretisch), krampflösend und erregen die Gebärmutter. Bei Abtreibungsversuchen mit großen Mengen Petersilienfrüchten oder sog. »Apiolöl« ist es schon zu Todesfällen gekommen. Auch Kraut und Wurzeln sind harntreibend. Aufgrund des Bergaptengehaltes in den Wurzeln kann es nach der Einnahme von Wurzelöl oder anderen Zubereitungen zu Hautrötungen bei Sonnenbestrahlung (= photosensibilierender Effekt) kommen. Isoliertes ätherisches Öl sollte aus toxikologischen Gründen nicht verwendet werden!

Anwendung

Innerlich die frischen Blätter, die Wurzel und das ätherische Öl, früher auch das isolierte Apiol bei Menstruationsbeschwerden, Dysmenorrhoe (zu geringe Monatsblutung) und als entwässerndes Mittel. Die Blätter als vielgebrauchtes Küchengewürz.

Anwendungsgebiete der Kommission E für Petersilienkraut und -wurzeln

Zur Durchspülung bei Erkrankungen der ableitenden Harnwege. Durchspülungstherapie zur Vorbeugung und Behandlung von Nierengrieß.

Dosierung

Soweit nicht anders verordnet:
Tagesdosis: 6 g Droge, Zubereitungen entsprechend.

Für Petersilienfrüchte ist eine Negativmonographie erschienen.

Als traditionelles Arzneimittel nach § 109 a

Zur Unterstützung der Verdauungsfunktion, zur Unterstützung der Ausscheidungsfunktion der Niere.

Pfefferminzblätter, -öl und Minzöl

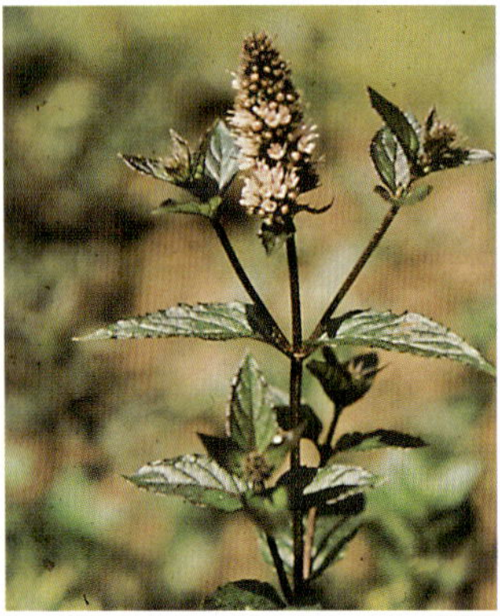

Volkstümliche Bezeichnung
Englische Minze, Gartenminze, Teeminze, Aderminze, Mitcham-Minze.

Arzneibuchbezeichnung
Pfefferminzblätter DAB 1997 (Menthae piperitae folium).

Stammpflanze
Mentha x piperita L., Lamiaceae (Lippenblütler), ein Tripelbastard.

Verwendete Pflanzenteile und -bestandteile
- Die Blätter.
- Das daraus gewonnene ätherische Öl.
- Reines Menthol (natürliches und synthetisches Menthol).

Verwechslungen, Verfälschungen und minderwertige Droge
Als Verfälschungen kommen im Handel die Blätter von anderen Mentha-Arten vor, in erster Linie die zur Mentholgewinnung kultivierte Mentha arvensis (Ackerminze) bzw. Mentha arvensis var. piperascens (L.) Holmes, die japanische Minze. Als minderwertig gelten Drogen, die einen starken Befall mit Minzenrost (Puccinia menthae) aufweisen und einen unvertretbaren Gehalt an Fungiziden besitzen oder einen Gehalt an ätherischem Öl haben, der unter 1,2% liegt oder ein ätherisches Öl aufweisen, das mehr als 5% Menthofuran

bzw. mehr als 40% Menthon enthält. Zu achten ist auf unzulässige Mengen an Stengelanteilen wie sie beispielsweise im Filterbeutel enthalten sind.

Hauptinhaltsstoffe

- Bis 1,9% ätherisches Öl, worin die Hauptbestandteile Menthol (35–50%) und Mentholester (5–20%) sind. Für das Aroma wesentlich sind Menthol, Menthon, Jasmon und Menthofuran. Eine Pfefferminze mit angenehmem Aroma enthält im ätherischen Öl nicht mehr als 50% Menthol, nicht mehr als 20% Menthon, möglichst wenig Menthofuran (unter 5%) und vor allem mindestens 0,1% Jasmon. Die Zusammensetzung des ätherischen Öls hängt sehr stark vom Erntezeitpunkt ab. Ältere Blätter besitzen eine andere Zusammensetzung als jüngere Blätter.
- Flavonoide und »Labiatengerbstoffe«, darunter Rosmarinsäure.

Hauptwirkungen

Krampflösend, die Gallenproduktion und den Gallenfluß fördernd, antiseptisch, d.h. keimhemmend (bei entsprechend hoher Konzentration an ätherischem Öl). Reines Menthol: lokal anästhesierend (= örtlich unempfindlich machend gegen Schmerzen) und erfrischend (durch Erregung der Kälterezeptoren der Haut).

Anwendung

Innerlich in Form des Teeaufgusses (häufig zusammen mit Melisse) bei krampfartigen Magenbeschwerden und Galleleiden. Sehr oft auch einfach nur als erfrischendes Getränk, dabei ist besonders eine Zubereitung aus frischen Pfefferminzblättern zu empfehlen. Natürliches oder synthetisches Menthol sind sehr oft Bestandteil von Hustenbonbons. Sowohl die Blätter als auch das ätherische Öl werden sehr häufig als Geruchs- und Geschmackskorrigens bei Arzneimitteln (z.B. Tees mit Baldrian oder Faulbaumrinde) und Köperpflegemitteln (Zahnpasta, Mundwässer) angewendet. Zu erwähnen ist auch der Pfefferminzlikör, der die unangenehmen Ausdünstungen nach dem Genuß von Knoblauch mindern soll.
Äußerlich nützt man die erfrischende, kühlende und anästhesierende Wirkung des Menthols, indem man das reine Pfefferminzöl oder Verdünnungen mit Alkohol bzw. alkoholische Mentholösungen zu Einreibungen bei Kopfschmerzen, Nervenschmerzen, Schnupfen und Husten (hier besonders in Form von Salben), Juckreiz und ganz

▷

besonders bei Sportverletzungen verwendet. Die »fitmachenden Wundermittel« der Fußballbetreuer bei der Behandlung verletzter Spieler am Spielfeldrand sind in der Regel Alkohol-Mentholsprays.
Volksmedizinisch wird die Pfefferminze außerdem noch bei Geschwüren und Wunden verwendet.
Hinweis: Bei chronischen Magenbeschwerden ist von einem Dauergebrauch von Pfefferminzzubereitungen abzuraten!

Anwendungsgebiete der Kommission E für Pfefferminzblätter:
Krampfartige Beschwerden im Magen-Darm-Bereich sowie der Gallenblase und -wege.

Dosierung
Einnahme: 3–6 g Droge, 5–15 g Tinktur (entsprechend EB. 6), Zubereitungen entsprechend.

Anwendungsgebiete der Kommssion E für Pfefferminzöl:
Innere Anwendung: Krampfartige Beschwerden im oberen Gastrointesinaltrakt und der Gallenwege; Colon irritabile; Katarrhe der oberen Luftwege.
Äußere Anwendung: Muskel- und Nervenschmerzen.

Dosierung
Soweit nicht anders verordnet: **Innere Anwendung:** Mittlere Tagesdosis 6–12 Tropfen, zur Inhalation 3–4 Tropfen in heißes Wasser geben. Bei Colon irritabile: Mittlere Einzeldosis 0,2 ml, mittlere Tagesdosis 0,6 ml, in magensaftresistenter Umhüllung.
Äußere Anwendung: Einige Tropfen in die betroffene Hautpartie einreiben, Zubereitungen entsprechend.
Äußere Anwendung: In halbfesten und öligen Zubereitungen 5–20%, in wäßrig-ethanolischen Zubereitungen 5–10%, in Nasensalben 1–5% ätherisches Öl.

Anwendungsgebiete der Kommission E für Minzöl

Innere Anwendung: Meteorismus, funktionelle Magen-, Darm- und Gallenbeschwerden, Katarrhe der oberen Luftwege.
Äußere Anwendung: Myalgien und neuralgiforme Beschwerden.

Dosierung

Soweit nicht anders verordnet:
Innere Anwendung: Mittlere Tagesdosis: 3–6 Tropfen; zur Inhalation: 3–4 Tropfen in heißes Wasser geben.
Äußere Anwendung: Einige Tropfen auf die betroffene Hautpartie auftragen, Zubereitungen entsprechend.
Äußere Anwendung: In halbfesten und öligen Zubereitungen 5–20%, in wäßrig-ethanolischen Zubereitungen 5–10%, in Nasensalben 1–5% ätherisches Öl.

Als traditionelles Arzneimittel nach § 109 a für Pfefferminzöl

Zur Unterstützung der Schleimlösung im Bereich der Atemwege, zusammen mit Süßholzsaft.

Pollen und Pollenextrakt

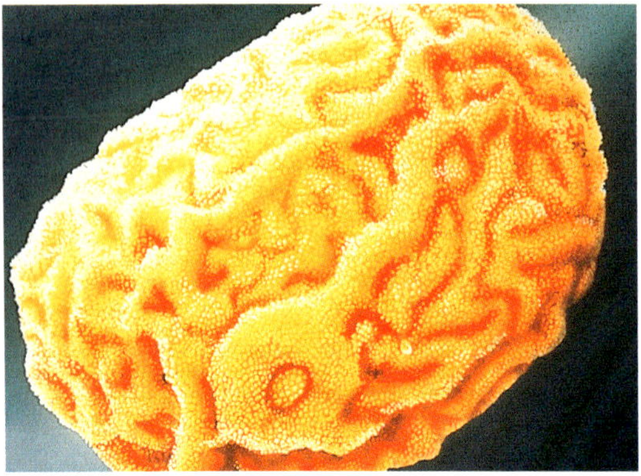

Volkstümliche Bezeichnungen
Pollenkörner, Blütenstaub, Bienenpollen, Blütenpollen.

Arzneibuchbezeichnung
Keine, da Pollen in keinem Arzneibuch aufgenommen sind.

Stammpflanzen
Blütenstaub (Pollenkörner) von mindestens 60 verschiedenen Blütenpflanzen der botanischen Unterabteilung der Bedecktsamer (Magnoliophytina, früher Angiospermae). Ein spezieller apothekenpflichtiger Pollenextrakt besteht aus dem wäßrigen und alkoholischen Auszug aus Roggen-, Wiesen-Lieschgras- und Maispollen.

Verwendete Pflanzenteile
Blütenstaub, der von Bienen gesammelt und von diesen zu Pollenpaketen geformt wird. Die Pollenpakete werden mittels sogenannter Pollenfallen von den Bienen abgestreift und getrocknet. Der von Bienen gesammelte Blütenpollen ist in der Regel ein **Mischpollen** und stammt im Durchschnitt von rund 30 verschiedenen Blütenpflanzen. Für den speziellen Pollen-Extrakt werden die drei Gräserpollen mit Hilfe eines Art-Staubsaugers gesammelt. Der Anteil des Roggen-Pollens liegt über 90%.

Verwechslungen, Verfälschungen und minderwertige Droge
Hygienisch nicht einwandfreier oder leicht gegorener Pollen; Pollen von toxikologisch bedenklichen Blütenpflanzen (z.B. von Senecio-Arten mit Pyrrolizidinalkaloiden).

Hauptinhaltsstoffe
- Flavonoide
- Phytosterole
- Pflanzliche Fettsäuren, darunter mehrfach ungesättigte Fettsäuren.
- Kohlenhydrate
- Ätherisches Öl in Spuren

Hauptwirkungen
In experimentellen Untersuchungen wurden leistungssteigernde und immunstimulierende Wirkungen festgestellt. Volksmedizinisch ist vor allem die appetitanregende und roborierende (kräftigende) Wirkung bekannt. Sie wird durch ärztliche Erfahrungsberichte bestätigt. Klinische Studien nach GCP-Richtlinien liegen allerdings nicht vor. Von dem Gräserpollen**extrakt** existieren mehrere experimentelle und klinische Studien, die den Einsatz dieses speziellen Extraktes bei der Benignen Prostatahyperplasie (BPH) im Stadium I–II rechtfertigen.

Anwendung
Als Kräftigungsmittel sowohl präventiv während besonderer Belastungen als auch kurativ bei Schwächezuständen, in der Rekonvaleszenz und bei Appetitlosigkeit. Der Gräserpollen-Spezialextrakt (hauptsächlich aus Roggen-Pollen) gegen Miktionsbeschwerden bei der BPH im Stadium I–II.

Anwendungsgebiete der Kommission E
Als Roborans zur Kräftigung bei Schwächezuständen und Appetitlosigkeit.

Dosierung
Tagesdosierung 30 bis 40 g; Zubereitungen entsprechend; mikronisierter Pollen (10 Mikrometer) nur 3 bis 4 g täglich; Zubereitungen entsprechend.

Als traditionelles Arzneimittel nach § 109 a
Zur allgemeinen Kräftigung.

Primelwurzel und -blüten

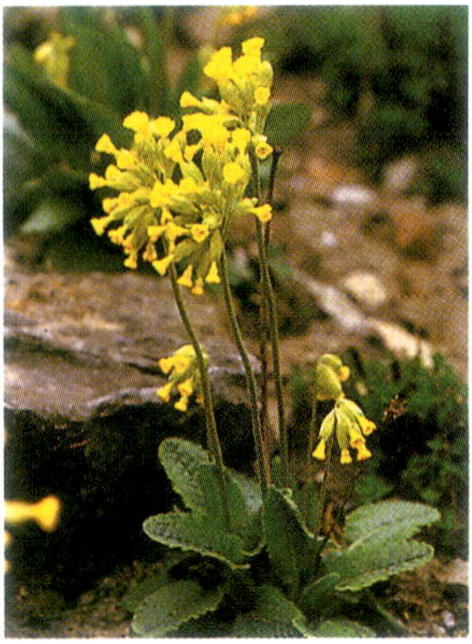

Volkstümliche Bezeichnungen
Schlüsselblume, Himmelsschlüssel, Primel, Petersblume, Fastenblume.

Arzneibuchbezeichnungen
Primelwurzel DAB 1997 (Primulae radix).
Flores Primulae EB 6.
Flores Primulae sine Calycibus EB 6.

Stammpflanzen
Primula veris L. (Wiesen-Primel). und Primula elatior L. (Hohe Primel), Primulaceae (Primelgewächse).

Verwendete Pflanzenteile
Die Wurzel und der Wurzelstock beider Arten. Die Blüten mit grünen Kelchblättern und ohne Kelchblätter (sine calycibus) **nur** von Primula veris, der Wiesen- bzw. Frühlingsschlüsselblume.

Verwechslungen, Verfälschungen und minderwertige Droge
Als Verfälschungen kommen die Wurzeln und Rhizomteile von Vincetoxicum hirundinaria (Schwalbenwurz, die **giftig** ist) und Radix Veratri (Germer, **giftig**) vor. Bei den Blüten trifft man häufig auch die Blüten der Primula elatior an. Als minderwertig gelten Wurzeln, die zu lang gelagert sind und einen hämolytischen Index unter 2500 besitzen.

Hauptinhaltsstoffe

Wurzel:

- 5–10% Saponine, hauptsächlich Priverogenin-Abkömmlinge in Primula veris, und Abkömmlinge von Protoprimulagenin A in Primula elatior.
- Wenig Gerbstoff (hauptsächlich nur in Primula veris).
- Primulaverin (nur in P. veris vorhanden), ein Glykosid, das sich zersetzt zu m-Methoxysalicylsäuremethylat, welches für den typischen Geruch der Droge verantwortlich ist.

Blüten:

- Wesentlich geringerer Gehalt an Saponinen (Saponine nur in den Kelchblättern) als in den Wurzeln.
- Flavonoide (dadurch die gelbe Farbe).
- Wenig ätherisches Öl.

Hauptwirkungen

Verflüssigung von zähem Schleim in den Bronchien und verstärkter Abtransport des Bronchialschleimes (= expektorierende Wirkung), gleichzeitig Anregung der Produktion von dünnem Schleim (über den Nervus vagus), harntreibend (= aquaretisch wirksam).

Anwendung

Innerlich in Form eines Teeaufgusses bei den Blüten oder einer Abkochung bei den Wurzeln, der Tinktur und des wäßrigen Trockenextraktes bei Erkrankungen der Atmungsorgane (Husten, Bronchitis). Zur Teezubereitung werden 1 geh. Teelöffel Blüten mit 1/4 Liter kochendem Wasser übergossen und 5–10 Minuten ziehen gelassen. Bei dieser Zubereitungsform ist der Tee – bis zu einer Menge von 3 Tassen täglich – ohne Nebenwirkungen (wie z.B. Nierenreizungen). **In Kombination mit anderen Drogen bei akuten oder chronischer Entzündung der Nasennebenhöhlen (Sinusitis) und Bronchitis.**

Anwendungsgebiete ▷

Anwendungsgebiete der Kommission E
Katharre der Luftwege.

Dosierung der Primelwurzel
Tagesdosis: 0,5–1,5 g Droge, 1,5–3 g Tinktur, Zubereitungen entsprechend.

Dosierung der Primelblüten
Tagesdosis: 2–4 g Droge, 2,5–7,5 g Tinktur, Zubereitungen entsprechend.

Als traditionelles Arzneimittel nach § 109 a
Bislang liegt noch keine Empfehlung der Kommission vor.

Rhabarberwurzel

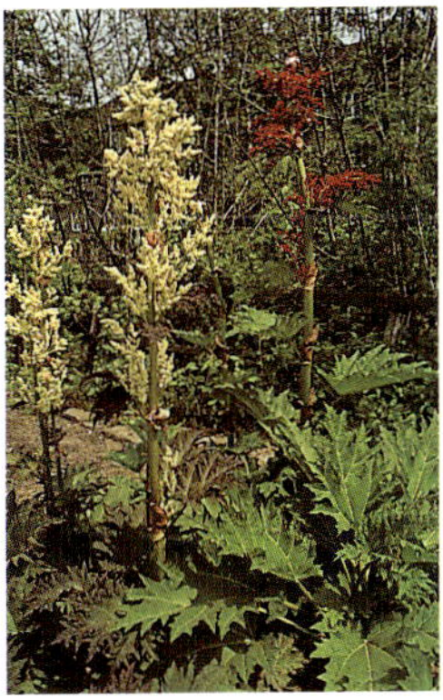

Volkstümliche Bezeichnungen
Medizinalrhabarber,
Kronrhabarber,
Handlappiger Rhabarber,
Chinesischer Rhabarber.

Arzneibuchbezeichnungen
Rhabarberwurzel DAB 1997
(Rhei radix).
Rhabarberextrakt DAB 1997
(Rhei extractum).

Stammpflanze
Rheum palmatum L. var. palmatum, Rheum officinale BAILL. und Kreuzungen aus beiden Arten, Polygonaceae (Knöterichgewächse). Der Gemüserhabarber stammt von Rheum rhabarbarum L. und Rheum undulatum L. und sollte medizinisch nicht verwendet werden.

Verwendete Pflanzenteile
Die rübenartige Hauptwurzel, die von der Rinde befreit wird.

Verwechslungen, Verfälschungen und minderwertige Droge
Als Verfälschungen kommen vor die Wurzeln anderer Rheum-Arten (z.B. Rheum rhabarbarum, R. rhaponticum) und insbesondere die Wurzeln bastardisierter Rheum-Pflanzen (zwischen Sectio palmatum und Sectio rhaponticum). Diese sind anhand der blauen Fluoreszens im langwelligen UV-Licht leicht zu identifizieren.

▷

Als minderwertige Drogen gelten Wurzeln mit einem niedriger Gehalt an Anthrachinon-Derivaten unter 3% bzw. ein Rhabarberextrakt mit weniger als 6,5% Hydroxyanthracen-Derivaten und Drogen, denen fremde Stoffe zugemischt sind (Stärke, Curcuma-Pulver, Ocker, Bolus).

Hauptinhaltsstoffe

- 3–5% Hydroxyanthracenderivate, mit den Glykosiden des Rheins, Rheum-Emodins, Aloe-Emodins, Physcions und Chrysophanols. In geringen Mengen sind auch die Aglyka in freier Form vorhanden.
- Ca. 10% hydrolysierbare und kondensierte Gerbstoffe.
- Flavonoide: ca. 1% Rutin u.a.

Hauptwirkungen

In niedriger Dosierung (0,05–0,5 g) steht die zusammenziehende (adstringierende) Gerbstoffwirkung im Vordergrund und bei niedriger Dosierung kann also eher eine stopfende als eine abführende Wirkung auftreten. Erst in höherer Dosierung (1–4 g) tritt nach 6–10 Stunden die abführende Wirkung ein, verursacht durch die dickdarmwirksamen Anthranoide. Einige dieser Derivate wirken antibiotisch.

Anwendung (apothekenpflichtig)

Innerlich in Form eines wäßrigen Kaltansatzes zusammen mit anderen Anthranoid-Drogen (Faulbaumrinde, Sennesblätter) in Teemischungen als Abführmittel. Häufiger jedoch als Pulver oder Trockenextrakt, alleine oder kombiniert mit Sennesblättern, Faulbaumrinde und Aloe in Fertigarzneimitteln. In niedriger Dosierung gegen Magenbeschwerden und leichten Durchfall. Der unangenehme Geschmack kann durch Zumischen von Ingwer, Zimt, Cardamomen und Pfefferminze gemildert werden.
Äußerlich als alkoholischer Extrakt (Tinktur) mit Wasser verdünnt oder pur zu Mundspülungen oder Pinselungen bei Infektionen im Mund- und Rachenraum.

Hinweis

Rhabarberwurzel ist zwar eine etwas »milder« wirksame Abführdroge aus der Gruppe der Anthranoid-Drogen, sie sollte dennoch nicht über einen längeren Zeitraum angewendet werden, und bei Schwangerschaft ist auf alle Fälle der Arzt zu befragen.

Anwendungsgebiete der Kommission E
Obstipation (= Stuhlverstopfung)

Dosierung und Art der Anwendung
Geschnittene Droge, Drogenpulver oder Trockenextrakte für Aufgüsse, Abkochungen, Kaltmazerate oder Elixiere sowie Tabletten und Dragees zur Einnahme. 20–30 mg Hydroxyanthracenderivate/Tag, berechnet als Rhein. Die individuell richtige Dosierung ist die geringste, die erforderlich ist, um einen weichen Stuhl zu erhalten.
Ohne ärztlichen Rat nicht länger als 1–2 Wochen einnehmen!

Als traditionelles Arzneimittel nach § 109 a
Aufgrund der bekannten Nebenwirkungen bei längerer Einnahme liegt keine Empfehlung der Kommission vor.

Rosmarin

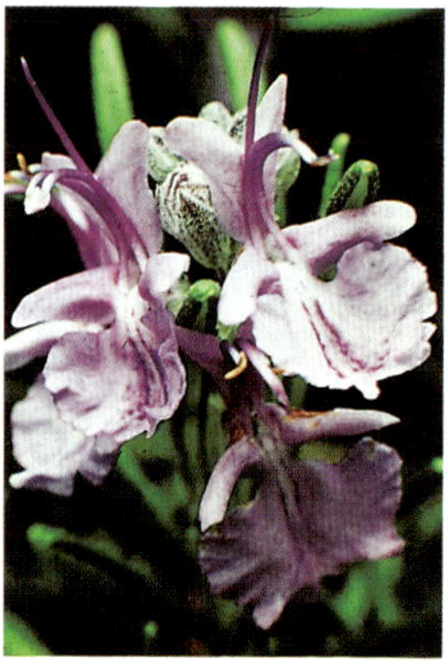

Volkstümliche Bezeichnungen
Kranzenkraut, Weihrauchkraut, Anthoskraut, Brautkleid, Kid, Meertau, Hochzeitsbleaml.

Arzneibuchbezeichnungen
Rosmarinblätter DAC.
Rosmarinöl DAB 1997 (Rosmarini aetheroleum).

Stammpflanze
Rosmarinus officinalis L., Lamiaceae (Lippenblütler).

Verwendete Pflanzenteile
Die Blätter und das aus ihnen gewonnene ätherische Öl.

Verwechslungen, Verfälschungen und minderwertige Droge
Verfälschungen selten mit den Blättern von Ledum palustre (Sumpfporst), Andromeda polifolia (Lavendelheide), Teucrium montanum (Berg-Gamander), Taxus baccata (Eibe), Santolina rosmarinifolia und chamaecyparissus. Minderwertige Droge enthält weniger als 1% ätherisches Öl, und minderwertiges Öl besteht zu weniger als 10% aus Borneol. Beides ist auf dem Markt gar nicht selten anzutreffen.

Hauptinhaltsstoffe

- 1–2,5% ätherisches Öl, bestehend aus: Cineol (15–30%), Campher (ca. 20%), Borneol (10–20%), Bornylacetat und α- und β-Pinen.
- Flavonoide: Apigenin, Luteolin, Genkwanin, Diosmetin u.a.
- »Labiatengerbstoffe«, darunter Rosmarinsäure.
- Die bitter schmeckende Carnosolsäure und Triterpensäuren.

Hauptwirkungen

Rosmarin bzw. Rosmarinöl wirken nicht nur anregend auf die Gallen- und die Magentätigkeit, sondern auch auf den Kreislauf. Diese Wirkungen schreibt man in erster Linie dem Borneol und Bornylacetat, dem Campher und Cineol zu. Die Carnosolsäure ist an der sekretionsfördernden Wirkung bei Magen- und Gallebeschwerden mitbeteiligt.

Anwendung

Innerlich in Form eines Rosmarinaufgusses (1 geh. Teelöffel in 1/4 Liter Wasser kurz aufkochen) zur Kreislaufanregung. Wegen der stärkeren Wirkung bevorzugt man allerdings den Rosmarin-Wein. Diesen trinkt man außerdem bei mangelnder Gallen- und Magensaftproduktion und bei allgemeinen Erschöpfungszuständen. Sparsam dosiert ist Rosmarin ein hervorragendes Gewürz, mit dem man nicht nur viele Speisen verfeinern kann, sondern auch »bekömmlicher« macht (durch die stimulierte Magensaftproduktion).
Äußerlich wird der Rosmarin-Spiritus (hergestellt aus Rosmarinblättern oder Rosmarinöl) verwendet als schmerzstillende Einreibung bei Muskel- und Gelenkschmerzen oder als belebender Zusatz in Massageöl. Großer Beliebtheit erfreut sich das Rosmarin-Bad: Man kocht 50 g Rosmarinblätter in 1 Liter Wasser kurz auf, seiht nach ca. 15 Min. ab und gibt diesen Auszug dem nicht zu warmen Badewasser bei. Ein solches Bad kann sehr belebend wirken, insbesondere bei hypotonen Zuständen (= niedriger Blutdruck), und sollte deshalb nicht abends genommen werden. Alkoholische Rosmarinextrakte oder das ätherische Öl, dem Badewasser zugefügt, wirken stark erfrischend und durch das eingeatmete ätherische Öl kreislaufanregend.
Volksmedizinisch werden alle Formen von Rosmarin-Zubereitungen zur Stärkung Genesender, bei Krankheiten der Niere, Leber, Galle, Unterleibsorgane, Wassersucht, Herz- und Kreislaufbeschwerden, Krämpfen, Rheuma, Gicht verwendet und nicht zuletzt auch zur Potenzsteigerung. Die meisten dieser Anwendungsgebiete sind sehr umstritten und wissenschaftlich nicht belegt.

Anwendungsgebiete ▷

Anwendungsgebiete der Kommission E
Innere Anwendung: Dyspeptische Beschwerden.
Äußere Anwendung: Kreislaufbeschwerden, zur unterstützenden Therapie rheumatischer Erkrankungen.

Dosierung
Einnahme: Tagesdosis 4–6 g Droge, 10–20 Tropfen ätherisches Öl, Zubereitungen entsprechend.
Äußere Anwendung: 50 g Droge auf ein Vollbad; 6–10% ätherisches Öl in halbfesten und flüssigen Zubereitungen, andere Zubereitungen entsprechend.

Als traditionelles Arzneimittel nach § 109 a
Zur Unterstützung der Herz-Kreislauf-Funktion.
Als Badezusatz: Zur Förderung der Hautdurchblutung.

Roßkastaniensamen, -blüten und -blätter

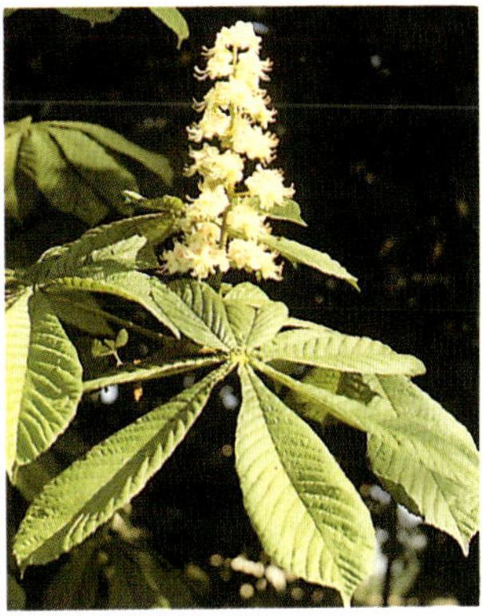

Volkstümliche Bezeichnungen
Gemeine Roßkastanie, Pferdekastanie, Gichtbaum, Kestenbaum.

Arzneibuchbezeichnung
Roßkastaniensamen DAB 1997 (Hippocastani semen).

Stammpflanze
Aesculus hippocastanum L., Hippocastanaceae (Roßkastaniengewächse).

Verwendete Pflanzenteile
Die Samen, die Blüten, die Blätter, die Rinde.

Verwechslungen, Verfälschungen und minderwertige Droge
Es sind Samen mit sehr unterschiedlichen Aescingehalten im Handel.

Hauptinhaltsstoffe
- Aescin (komplexes Gemisch von sauren Triterpen-Saponinen); im Samen 3–6%.
- Fettes Öl, Proteine, Stärke im Samen.

▷

- Aesculin (Cumaringlykosid) und Flavonoide in der Rinde und in den Blättern.
- Im Samen bis zu 0,3% Flavonolglykoside.
- Gerbstoffe, in allen Pflanzenteilen.

Hauptwirkungen

Kapillarabdichtend: Einfluß auf die Kapillardurchlässigkeit und -brüchigkeit, venentonisierend, Straffung erschlaffter und erweiterter Venen. Antiexsudativ: gegen Gewebsentzündungen, die mit extrazellulärer Flüssigkeitsansammlung verbunden sind. Die genannten Hauptwirkungen treten nur bei genügend hoher Dosierung der Wirkstoffe Aescin und Aesculin ein, wobei die schwere Resorbierbarkeit der Triterpen-Saponine bei oraler Anwendung berücksichtigt werden muß.

Anwendung

Innerlich in Form alkoholischer bzw. weiniger Auszüge, als standardisierte Trockenextrakte (am besten in retardierter Form) und als isoliertes Aescin-Saponingemisch in Kapseln und Dragees.
Äußerlich in Form des Aufgusses, der Extrakte, des Aescins in Salben und Bädern bei Krampfadern, Thrombosen, Venenentzündungen, Hämorrhoiden und peripheren Durchblutungsstörungen.
Volksmedizinisch auch bei krampfartigen Regelbeschwerden und Wadenkrämpfen in der Schwangerschaft; das Aesculin aus der Rinde auch in Sonnenschutzsalben und -ölen.

Anwendungsgebiete der Kommission E (für die Samen)

Behandlung von Beschwerden bei Erkrankungen der Beinvenen (chronische Veneninsuffizienz) zum Beispiel Schmerzen und Schweregefühl in den Beinen, nächtliche Wadenkrämpfe, Juckreiz und Beinschwellungen.

Dosierung

Tagesdosis: 100 mg Aescin, entsprechend 2 x tägl. 250–312 mg Extrakt in retardierter Darreichungsform.
Weitere vom Arzt verordnete nichtinvasive Maßnahmen sollten unbedingt eingehalten werden.

Als traditionelles Arzneimittel nach § 109 a

Zur Besserung des Befindens bei müden Beinen.

Salbeiblätter

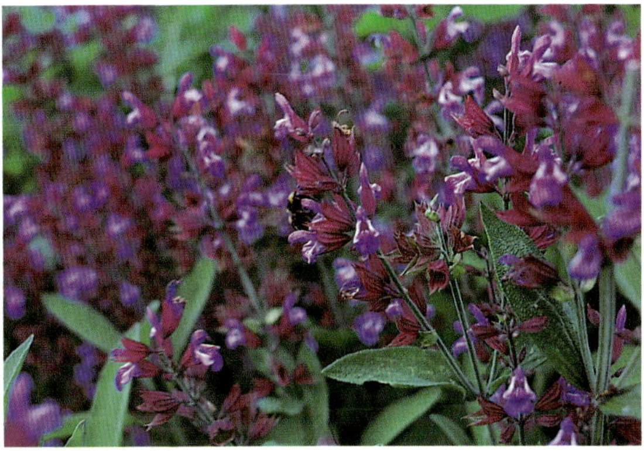

Volkstümliche Bezeichnungen
Dalmatinischer Salbei, Garten-Salbei, Königs-Salbei, Edel-Salbei, Scharlei, Sachsedenkraut, Gardensage, Salver, Salbine.

Arzneibuchbezeichnung
Salbeiblätter DAB 1997 (Salviae folium).

Stammpflanze
Salvia officinalis L., Lamiaceae (Lippenblütler).

Verwendete Pflanzenteile
Die Blätter und das daraus hergestellte ätherische Öl.

Verwechslungen, Verfälschungen und minderwertige Droge
Als Verfälschungen kommen vor Salvia triloba (= griechischer Salbei), der zwar als dreilappiger Salbei bzw. als Salviae trilobae folium im DAB als eigene Droge offizinell ist, aber bei Salviae folium als »fremder Bestandteil« gilt, gelegentlich Salvia officinalis L. ssp. lavandulifolia (= spanischer Salbei), Salvia nemorosa und andere Salvia- und Phlomis-Arten. Als minderwertig gelten Drogen mit weniger als 1,5% ätherischem Öl und Drogen, deren ätherisches Öl wenig Thujon enthält.

▷

Hauptinhaltsstoffe

- 0,5–2,5% ätherisches Öl, bestehend aus α- und β-Thujon (ca. 50%), Cineol (bis 15%), Borneol und Campher. S. triloba enthält viel Cineol und wenig Thujon.
- Bis 8% Gerbstoffe (= »Labiatengerbstoffe«), darunter Rosmarinsäure.
- Bitterstoff Pikrosalvin (= Carnosol).
- Flavonoide, darunter das 5-Methoxysalvigenin.

Hauptwirkungen

Das ätherische Öl und die Gerbstoffe des Salbei wirken entzündungshemmend und stoppen das Wachstum und die Vermehrung von Bakterien und Pilzen. Die Bitterstoffe regen die Magensaftsekretion an. Worauf die speichel- und schweißsekretionshemmende Wirkung (insbesondere bei Nachtschweiß) des Salbei beruht, ist noch nicht geklärt.

Anwendung

Innerlich in Form der Salbei-Tinktur (verdünnt mit Wasser), des Salbeipreßsaftes oder des Salbei-Tees (2 geh. Teelöffel mit 1/4 Liter Wasser überbrüht) wird Salbei verwendet gegen übermäßiges Schwitzen. Bei Husten und Erkältungskrankheiten sind alkoholische Salbeizubereitungen bzw. das reine ätherische Salbeiöl weitaus wirksamer als wäßrige Arzneizubereitungen, insbesondere in Pastillen. Salbei wird auch verwendet als Gewürz und als Aromatikum in der Likörindustrie. **Wichtig: Wegen des hohen Thujongehaltes darf man alkoholische Salbeizubereitungen innerlich nicht in höherer Dosierung und über längere Zeit anwenden!**
Äußerlich: Beim Salbei steht die äußerliche Anwendung im Vordergrund, und zwar in Form des wäßrigen Auszuges (Herstellung wie oben Tee) oder auch der alkoholischen Tinktur zum Gurgeln und zu Spülungen im Mund- und Rachenraum bei Entzündungen, Erkältungen und anderen Infektionen.
Volksmedizinisch wird Salbei gegen vielerlei Beschwerden eingesetzt, so z.B. gegen Durchfälle, Leberschwellung, Gallenstauung, als harntreibendes Mittel, gegen klimakterische Beschwerden und gegen schlecht durchblutete Extremitäten. Die Hauptanwendung in der Volksmedizin ist die Verwendung als Mittel zur Erleichterung des Abstillens, da offensichtlich außer der Schweißsekretion auch die Milchbildung gehemmt wird.

Anmerkung

Der Griechische Salbei (Salviae trilobae folium DAB 1997, dreilappiger Salbei von Salvia triloba) wird oft in der gleichen Weise wie der oben beschriebene Salbei verwendet. Dies erscheint aber nicht ohne weiteres gerechtfertigt, weil das ätherische Öl eine ganz andere quantitative Zusammensetzung hat, nämlich 70% Cineol (= Eukalyptol) und nur ca. 5% Thujon, wodurch der dreilappige Salbei allerdings bei längerer Anwendung und höherer Dosierung besser verträglich und unbedenklicher ist als der dalmatinische Salbei mit rund 50% Thujon.

Anwendungsgebiete der Kommission E

Äußere Anwendung: Entzündungen der Mund- und Rachenschleimhaut.
Innere Anwendung: Dyspeptische Beschwerden; vermehrte Schweißsekretion.

Dosierung

Einnahme: Tagesdosis: 4–6 g Droge, 0,1–0,3 g ätherisches Öl, 2,5–7,5 g Tinktur (entsprechend EB 6), 1,5–3 g Fluidextrakt (entsprechend EB 6).
Zum Gurgeln und Spülen: 2,5 g Droge bzw. 2–3 Tropfen des ätherischen Öls auf 100 ml Wasser als Aufguß bzw. 5 g alkoholischer Auszug auf 1 Glas Wasser.
Pinselung: Unverdünnter alkoholischer Auszug (Tinktur).

Als traditionelles Arzneimittel nach § 109 a

Zur Unterstützung der Magenfunktion, zur Besserung des Befindens bei vermehrter Schweißabsonderung.
Lokal: zur Unterstützung der Funktion der Schleimhäute im Mund- und Rachenbereich.

Schachtelhalmkraut

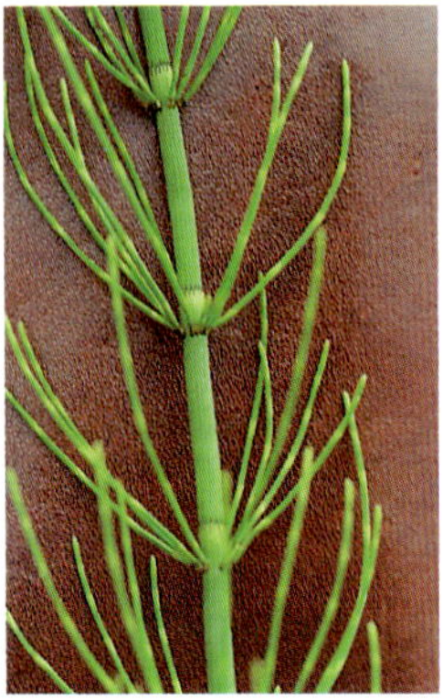

Volkstümliche Bezeichnungen
Ackerschachtelhalm, Zinnkraut, Fegerkraut, Katzenschwanz, Pferdeschwanz, Schaftheu, Scheuergras.

Arzneibuchbezeichnung
Schachtelhalmkraut DAB 1997 (Equiseti herba).

Stammpflanze
Equisetum arvense L., Equisetaceae (Schachtelhalmgewächse).

Verwendete Pflanzenteile
Die in den Sommermonaten gesammelten sterilen grünen Sprosse (Sproßstengel).

Verwechslungen, Verfälschungen und minderwertige Droge
Andere Equisetum-Arten gelten als Verfälschungen; darunter ist besonders auf Equisetum palustre (Sumpfschachtelhalm) zu achten, weil diese Art u.a. unerwünschte Alkaloide enthält, die allerdings weniger toxisch sind als bislang angenommen wurde. Verfälschungen sind relativ häufig!

Hauptinhaltsstoffe

- Bis 10% Kieselsäure (ca. 1/10 davon wasserlöslich), Kaliumsalze.
- Flavonoide.
- Saponine (Equisetonin) sollen nach jüngsten Untersuchungen nicht vorkommen.

Hauptwirkungen

Schwach aquaretisch wirksam und Bindegewebe-festigend. Für die Wirkung auf das Bindegewebe wird in erster Linie die Kieselsäure verantwortlich gemacht, unterstützt durch die Flavonoide. Der harntreibende Effekt ist vermutlich auf die Flavonoide zurückzuführen. Die Bedeutung des Kaliumgehalts wird kontrovers diskutiert.

Anwendung

Innerlich als Teeaufguß oder als Teeabkochung und in Form des Frischpflanzenpreßsaftes. Zur Ausschwemmung von Ödemen, als harntreibendes Mittel bei rheumatischen Beschwerden, in sog. »Blutreinigungsmitteln«, bei brüchigen Fingernägeln und Haaren, bei rauher Haut und bei chronischem Husten (**Arzt!**).
Äußerlich als Bad zur Anregung der Stoffwechseltätigkeit der Haut.
Volksmedizinisch als unterstützendes Mittel bei der Therapie von Lungenerkrankungen. Es wird angenommen, daß durch die Kieselsäure die Abkapselung von Tuberkuloseherden entweder direkt oder über eine starke Zunahme der Leukozyten beschleunigt wird. Diese Annahme bzw. diese Volksmeinung darf einen Tuberkulosekranken in unserer Zeit aber nicht dazu verleiten, seine verordneten Medikamente durch Schachtelhalmabkochungen ersetzen zu wollen! In der Volksheilkunde werden Zubereitungen aus der Pflanze noch als Gurgelmittel und Mundspülwasser bei Entzündungen des Mund- und Rachenraumes, als blutstillendes Mittel bei Nasenbluten und in Form von Umschlägen bei schlecht heilenden Wunden verwendet. Eine andere Verwendung erfährt das Schachtelhalmkraut beim Putzen von Zinngegenständen (daher der volkstümliche Name »Zinnkraut«).

Anwendungsgebiete ▷

Anwendungsgebiete der Kommission E

Bei Einnahme: Posttraumatisches und statisches Ödem. Zur Durchspülung bei bakteriellen und entzündlichen Erkrankungen der ableitenden Harnwege und bei Nierengrieß.
Äußere Anwendung: Unterstützende Behandlung schlecht heilender Wunden.

Dosierung

Soweit nicht anders verordnet:
Innere Anwendung: Mittlere Tagesdosis 6 g Droge, Zubereitungen entsprechend.
Äußere Anwendung: Für Umschläge 10 g Droge auf 1 l Wasser.

Als traditionelles Arzneimittel nach § 109 a

Zur Unterstützung der Ausscheidungsfunktion der Niere.

Schafgarbenblüten und -kraut

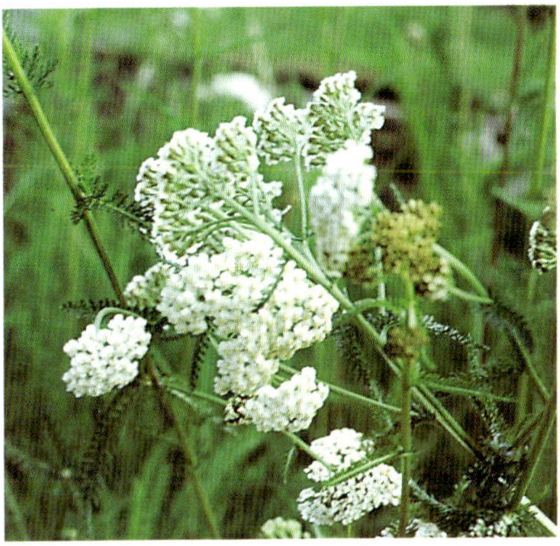

Volkstümliche Bezeichnungen
Felgarbe, Schafrippe, Grundheil, Tausendblatt, Katzen-, Achilles-, Jungfernkraut.

Arzneibuchbezeichnungen
Schafgarbenkraut DAB 1997 (Millefolii herba).
Herba Millefolii ÖAB.
Millefolii flos Ph. Helv. VII.

Stammpflanze
Achillea millefolium L., Asteraceae (Korbblütler).

Verwendete Pflanzenteile
Die Blüten und das ganze blühende Kraut ohne die Wurzeln. Blütenstände alleine, Flores Millefolii, werden lediglich aus wirtschaftlichen Gründen nur selten verwendet. Sie wären die bessere Droge!

Verwechslungen, Verfälschungen und minderwertige Droge
Bei guten Drogen muß der Stengelanteil niedrig sein. Relativ häufig werden im Handel Drogenpartien angetroffen, die kein Chamazulen enthalten oder einen zu niedrigen Bitterstoffgehalt aufweisen. Da mehrere chemische Rassen existieren, ist in der Regel das wildgesammelte Drogenmaterial recht heterogen (unterschiedlich).

▷

Hauptinhaltsstoffe

- Ätherisches Öl: 0,3–1,4%, mit den Hauptbestandteilen Sabinen, Campher und Cineol, nur bei **tetraploiden** (= 4facher Chromosomensatz) Pflanzen sind PROCHAMAZULENE (z. B. Achillicin) vorhanden. In diesen 4n-Pflanzen ist das gesamte ätherische Öl anders zusammengesetzt. Bei einer guten Droge kann der CHAMAZULENGEHALT des Destillationsöles bis zu 25% (!) betragen, somit deutlich mehr als in Kamillenblüten.
- Bitterstoffe: Sesquiterpenlactone, die bei der Destillation das sog. »Grünazulen« liefern. Der Bitterwert sollte 3000 betragen, d.h. daß der Aufguß aus 1 g Droge mit 3 l Wasser noch bitter schmecken muß.
- Gerbstoffe.

Hauptwirkungen

Innerlich in Form wäßriger Zubereitungen als sekretionsanregendes Mittel zur Appetitanregung und zur Förderung der Gallensekretion sowie als krampflösendes Mittel.
Äußerlich in Form alkoholischer Zubereitungen entzündungs- und keimhemmend (Wirkung ähnlich den alkoholischen Zubereitungen aus Kamillenblüten).

Anwendung

Als Teeaufguß (2 gehäufte Teelöffel Droge auf 1/4 Liter kochendes Wasser ca. 15 Minuten lang ziehen lassen) bei mangelnder Produktion an Magensaft und Galle sowie bei Krämpfen der Verdauungsorgane. Es empfiehlt sich hierbei, bis zu 5 Tassen Schafgarbentee pro Tag zu trinken. Bei Appetitlosigkeit ist der Tee schluckweise ca. 1/2 Stunde vor den Mahlzeiten einzunehmen.
Alkoholische Schafgarbenzubereitungen (Tinktur, Fluidextrakte etc.) werden verdünnt angewendet bei Entzündungen der Mund-, Magen- und Darmschleimhäute, ferner verdünnt oder auch unverdünnt bei Wunden und Geschwüren. Gelegentlich kann es zu einer Schafgarbendermatitis (= Kontaktallergie) kommen!
In der **Volksmedizin** wird Schafgarbentee innerlich und äußerlich (als Sitzbad) gegen Hämorrhoiden, bei Frauenbeschwerden (insbesondere als krampflösendes Mittel bei Unterleibskrämpfen) und zur Beseitigung von »lästigem Schweiß« angewendet.

Anwendungsgebiete der Kommission E
Bei Einnahme: Appetitlosigkeit: dyspeptische Beschwerden wie leichte, krampfartige Beschwerden im Magen-Darm-Bereich.
In Sitzbädern: Bei Pelvipathia vegetativa (schmerzhafte Krampfzustände psychovegetativen Ursprungs im kleinen Becken der Frau).

Dosierung
Soweit nicht anders verordnet, Tagesdosis:
Bei Einnahme: 4,5 g Schafgarbenkraut, 3 Teelöffel Frischpflanzenpreßsaft, 3 g Schafgarbenblüten; Zubereitungen entsprechend.
Für Sitzbäder: 100 g Schafgarbenkraut mit 20 l Wasser.

Als traditionelles Arzneimittel nach § 109 a
Zur Unterstützung der Magen-Darm-Funktion.

Sennesblätter und -früchte

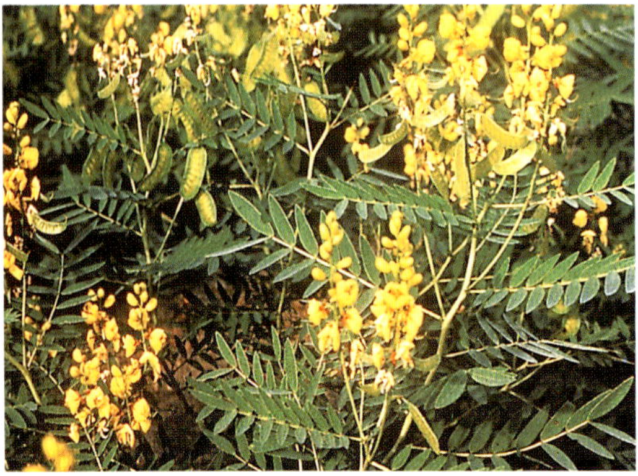

Volkstümliche Bezeichnungen
Früchte: Sennesbälge, Sennesschoten, Mutterblätter, Muttersennesblätter.

Arzneibuchbezeichnungen
Sennesblätter DAB 1997 (Sennae folium).
Sennesfrüchte DAB 1997
- ➡Sennae fructus acutifoliae Alexandriner-S. aus Nord-Afrika
- ➡Sennae fructus angustifoliae = Tinnevelly-S. aus Vorderindien

Stammpflanzen
Cassia senna L. und Cassia angustifolia VAHL., Caesalpiniaceae (Johannisbrotbaumgewächse).

Verwendete Pflanzenteile
Die Fiederblättchen und die Früchte (Folliculi bzw. Fructus Sennae).

Verwechslungen, Verfälschungen und minderwertige Droge
Als Verfälschung findet man gelegentlich im Handel die Blätter von Cassia auriculata (Palthé-Senna), Cassia setigera, Cassia italica, Cassia montana, Colutea arborescens und Colutea orientalis. Die Beimengung wildwachsender Senna-Arten gilt zum Teil als Preiskriterium im Handel. Als minderwertig werden Drogen mit einem

geringeren Gehalt als 2,5% Hydroxyanthracen-Derivaten angesehen. Bei Alexandriner-Sennesfrüchten gelten als minderwertige Droge Früchte mit einem Gehalt unter 4% an Hydroxyanthracen-Derivaten.

Hauptinhaltsstoffe

- Hydroxyanthracenderivate: 2–3% Sennoside A, B und in geringeren Mengen C und D, Rhein, Rheidin u.a.
- Flavonoide (besonders in den Blüten): Kämpferol und Kämpferin.
- Schleim.
- Naphthalinglykoside.

Hauptwirkungen

Abführend (dickdarmwirksam), Wirkungseintritt nach 8 bis 10 Stunden, dabei wird auch die Durchblutung im kleinen Becken angeregt, und daher sind bei einer Schwangerschaft Sennesblätterzubereitungen mit Vorsicht bzw. gar nicht zu verwenden. Eventuell auftretende Leibschmerzen beruhen meist auf zu hoher Dosierung und nicht auf dem Vorhandensein von Harz. Aufgrund einer etwas anderen Zusammensetzung der Anthranoide in den Früchten wirken diese milder als die Blätter, obwohl der Gehalt an abführenden Wirkstoffen (Sennoside) höher liegen kann, daher auch die Bezeichnung »Mutterblätter«.

Anwendung (apothekenpflichtig)

Innerlich in Form eines Tee**kalt**ansatzes (1–2 Teelöffel bzw. 0,5–2,0 g Wasser, am besten über Nacht stehen lassen) bei akuter bzw. vorübergehender Darmträgheit (Obstipation). Wenn man die übliche Dosierung der Sennesblätter bzw. der Mutterblätter (= Sennesfrüchte) reduziert, kann auch ein Teeaufguß (heiß) angewendet werden. Da die Dosierung vom Laien nicht so einfach zu steuern ist und bei einem-Teeaufguß in der Regel die Wirkstoffe sehr gut extrahiert werden, ist wegen der Nebenwirkungen (Bauchgrimmen), verursacht durch eine Überdosierung, nach wie vor der Kaltauszug vorzuziehen. Sennesblätterzubereitungen sind für einen Dauergebrauch nicht zu empfehlen. Sennesblätterextrakte oder reine Sennosidpräparate sind aber zuverlässige Abführmittel (Laxantien).

Anwendungsgebiete ▷

Anwendungsgebiete der Kommssion E
Obstipation (= Stuhlverstopfung)

Dosierung und Art der Anwendung:
Geschnittene Droge, Drogenpulver oder Trockenextrakte für Aufgüsse, Abkochungen, Kaltmazerate oder Tabletten und Dragees zur Einahme.
20–30 mg Hydroxyanthracenderivat/Tag, berechnet als Sennosid B. Die individuell richtige Dosierung ist die geringste, die erforderlich ist, um einen weich geformten Stuhl zu erhalten.
Ohne ärztlichen Rat nicht länger als 1–2 Wochen einnehmen!

Als traditionelles Arzneimittel nach § 109 a
Aufgrund der bekannten Nebenwirkungen bei längerer Einnahme liegt keine Empfehlung der Kommission vor.

Sonnenhut (Echinacea)

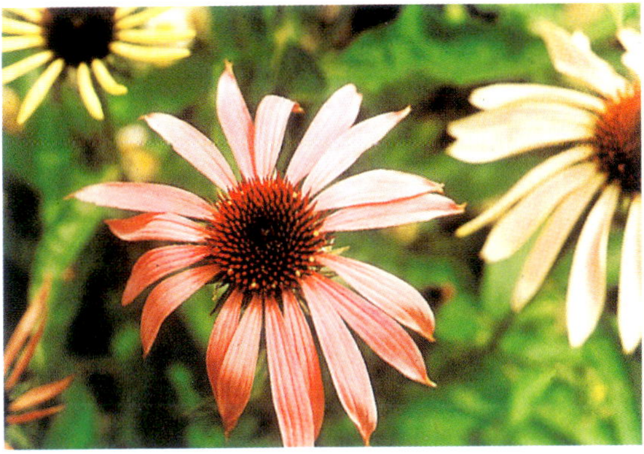

Volkstümliche Bezeichnungen
Amerikanischer Sonnenhut, Kegelblume, Kleine Sonnenblume.

Stammpflanzen
Echinacea purpurea (L.) MOENCH, Echinacea angustifolia DC. und Echinacea pallida NUTT., Asteraceae (Korbblütler).
Der Sonnenhut, eine in Nordamerika heimische Pflanze, wird bei uns in zahlreichen Arten und Kulturformen als Zierpflanze angebaut.

Verwendete Pflanzenteile
Das blühende Kraut vom E.purpurea; von den anderen Arten die Wurzeln.

Hauptinhaltsstoffe
- Alkamide in E. angustfolia
- Cichoriensäure und ca. 0,1% Echinacosid (Depsid = Verbindung zwischen Kaffeesäureestern und Zuckern) als Leitsubstanz für E.angustifolia bzw. E.pallida. E.purpurea enthält kein Echinacosid!
- Polysaccharide:-Heteroxylane, Arabinorhamnogalaktane.
- Ca. 1% ätherisches Öl, Harze, Bitterstoffe, Phytosterole, 5–9% Inulin, versch. Zucker.

▷

Hauptwirkungen

Unspezifische Steigerung der Abwehrkräfte (= unspezifische Resistenzsteigerung bzw. Immunmodulation) sowie antiviral und keimhemmend (bakteriostatisch).

Anwendung

Innerlich meist in Form des Frischpflanzenpreßsaftes oder des alkoholischen Auszuges zur Steigerung der körpereigenen Abwehr bei leichten Infektionen, zur Vorbeugung gegen Grippe und Erkältungskrankheiten sowie zu unterstützenden therapeutischen Maßnahmen bei grippalen Infekten und Erkältungskrankheiten. Die Einnahme muß **sofort** (!) bei den ersten Anzeichen des grippalen Effektes mit hoher Initialdosis (ca. 80 Tropfen auf die Zunge) erfolgen. Die Prophylaxe sollte nur in **Intervallen** (2 Wochen lang 3 x 20 Tropfen täglich einnehmen, gefolgt von 2-3 Wochen Pause erfolgen! Ferner zur unterstützenden Behandlung verschiedener Hautkrankheiten.
Äußerlich in Form von Salben zur Wundbehandlung.

Anwendungsgebiete der Kommission E für das blühende Kraut von Echinacea purpurea (L.) MOENCH

Innere Anwendung: Unterstützende Behandlung rezidivierender Infekte im Bereich der Atemwege und der ableitenden Harnwege.
Äußere Anwendung: Schlecht heilende, oberflächliche Wunden.

Dosierung

Soweit nicht anders verordnet:
Einnahme: Tagesdosis 6–9 ml Preßsaft, Zubereitungen entsprechend.
Parenterale Anwendung: Individuell entsprechend Art und Schwere des Krankheitsbildes sowie der speziellen Eigenschaften der jeweiligen Zubereitung. Die parenterale Verabreichung erfordert, speziell bei Kindern, ein abgestuftes Dosierungsschema, das vom Hersteller der jeweiligen Zubereitung entsprechend belegt werden muß.
Äußere Anwendung: Halbfeste Zubereitungen mit mindestens 15% Preßsaft.

Eine Monographie für die **Wurzel** von E. purpurea existiert nicht.

Als traditionelles Arzneimittel nach § 109a

Bislang liegt keine Empfehlung der Kommission vor.

Sonnentaukraut

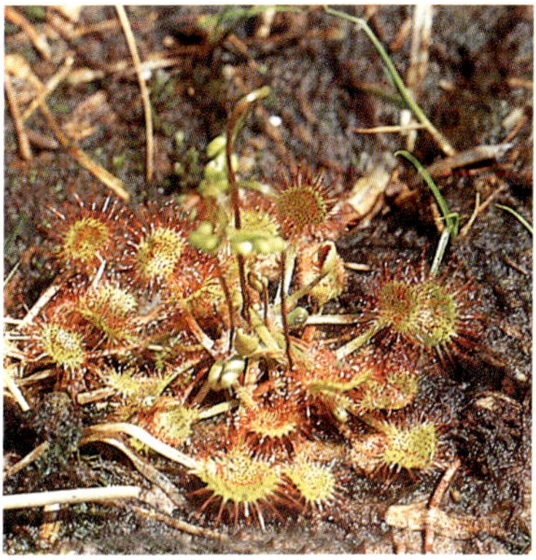

Volkstümliche Bezeichnungen
Langblättriger Sonnentau, Moorkraut, Hustenkraut

Arzneibuchbezeichnung
Herba Droserae EB 6.

Stammpflanzen
Im EB 6 war als Stammpflanze Drosera rotundifolia vorgeschrieben und auch die einheimischen Arten D. intermedia und D. anglica waren gestattet. Alle drei Drosera-Arten stehen unter strengem Naturschutz. Es werden als »Ersatzdrogen« Drosera-Arten aus Afrika, die in einigen Arzneibüchern offizinell sind, verwendet. In erster Linie handelt es sich um Drosera madagascariensis und D. peltata, die ein ähnliches Inhaltsspektrum aufweisen, wie die im EB 6 genannten europäischen Arten.

Verwendete Pflanzenteile
Die gesamten oberirdischen Teile der in Mooren anzutreffenden Rosettenstaude, mit runden Blättern, die mit zahlreichen, roten und klebrigen Drüsenhaaren (Tentakeln) besetzt sind.

▷

Verwechslungen, Verfälschungen und minderwertige Droge

Da die einheimischen Drosera-Arten unter Naturschutz stehen und keine offiziellen Arzneibuchvorschriften bestehen, sind die afrikanischen Drosera-Arten (insgesamt existieren z.B. in Marokko rund 18 Drosera-Arten) nicht als Verfälschungen anzusehen. Minderwertige Drogen sind stark mit anderen Pflanzenteilen verunreinigt.

Hauptinhaltsstoffe

- 1,4-Naphthochinone, darunter vor allem 7-Methyljuglon und Plumbagin (das Belgische Arzneibuch VI fordert einen Napthochinonmindestgehalt von 0,6%).
- Flavonoide, darunter Quercetin, Hyperosid und Isoquercitrin

Hauptwirkungen

In einigen experimentellen Studien wurde eine bronchospasmolytische Wirkung nachgewiesen. Die Naphthochinone, vor allem das Plumbagin hemmen das Wachstum mehrerer Bakterien (z.B. Streptokokken, Staphylokokken, Pneumokokken). Laut ärztlicher Erfahrungsberichte wirken Sonnentaukraut-Zubereitungen antitussiv und werden speziell bei Krampf- und Reizhusten in der Pädiatrie eingesetzt. Auch die begleitende Anwendung bei Keuchhusten hat sich bewährt.

Anwendung

Als hustenreizstillendes, krampflösendes und schleimlösendes Expektorans (Hustenmittel) insbesondere in der Kinderheilkunde sowie bei Affektionen der Atmungsorgane ganz allgemein. Zur krampflösenden Begleittherapie bei Keuchhusten.

Anwendungsgebiete der Kommission E

Bei Krampf- und Reizhusten.

Dosierung

Tagesdosis 3 g Droge.

Als traditionelles Arzneimittel nach § 109 a

Bislang liegt keine Empfehlung der Kommission vor.

Spitzwegerichkraut

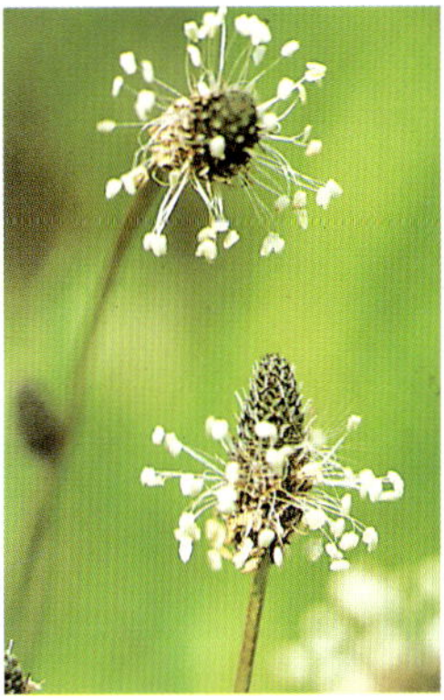 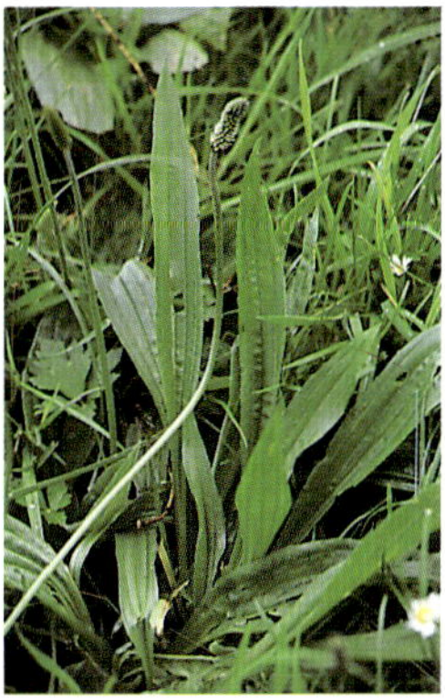

Volkstümliche Bezeichnungen
Heufressa, Rippenkraut, Roßrippen, Schafzunge, Spießkraut, Spitzfederich, Spitz-Wegeblatt.

Arzneibuchbezeichnungen
Spitzwegerichkraut DAB 1997 (Plantaginis herba).

Stammpflanze
Plantago lanceolata L., Plantaginaceae (Wegerichgewächse).

Verwendete Pflanzenteile
Das zur Blütezeit geerntete Kraut (Blätter, Stengel, Blütenstände).

Verwechslungen, Verfälschungen und minderwertige Droge
Bei grober Nachlässigkeit können die Blätter mit den Blättern des sehr giftigen wolligen Fingerhuts (Digitalis lanata, Scrophulariaceae) verwechselt werden. Beimengungen von Blättern des Breit-Wegerichs (P. major) gelten wegen des geringeren Aucubin-Gehaltes als Verfälschung. Die Droge sollte nicht übermäßige Stengelanteile und Blüten aufweisen sowie nicht dunkel verfärbt sein (Hinweise auf unsachgemäße Trocknung und Lagerung; die Dunkelfärbung entsteht durch Polymerisation von Spaltprodukten des Aucubins).

▷

Hauptinhaltsstoffe

- Ca. 2% Aucubin und Catalpol (Iridoidglykoside).
- Über 5% Gerbstoffe (Tannine).
- Etwa 6% Schleim.
- Kieselsäure, Phenolcarbonsäuren, Flavonoide, Vitamin C in der Frischdroge, Mineralstoffe, evtl. Saponine.

Hauptwirkungen

Die Hauptwirkung besteht in einer antibakteriellen Wirksamkeit der Spaltprodukte des Aucubins (wahrscheinlich das Aglykon Aucubigenin). Durch den Gerbstoff-Gehalt wirkt die Droge außerdem adstringierend und damit auch blutstillend. Beide Wirkungen begründen die Anwendung zur Förderung der Wundheilung. Durch den Schleimgehalt und den Gehalt an Kieselsäure werden Bronchitis und Husten günstig beeinflußt. Daneben soll die Droge noch eine schwache harntreibende Wirksamkeit aufweisen (Flavonoide?).

Anwendung

Innerlich in Form des Preßsaftes, des Tee-Aufgusses, der gepulverten Droge und des wäßrigen Extraktes, in Sirupen und Pastillen bei Entzündungen des Mund- und Rachenraumes, bei Bronchitis und Husten (spez. bei Kindern).
Äußerlich (vorwiegend volksmedizinisch) in Form des frischen Preßsaftes und in Salben zur Förderung der Wundheilung.
Volksmedizinisch auch in sog. »Blutreinigungsmitteln« (diuretische Wirkung) sowie frische Blätter zur ersten Wundversorgung.

Anwendungsgebiete der Kommission E

Innere Anwendung: Katarrhe der Luftwege; entzündliche Veränderungen der Mund- und Rachenschleimhaut.
Äußere Anwendung: Entzündliche Veränderungen der Haut.

Dosierung

Soweit nicht anders verordnet:
Mittlere Tagesdosis: 3–6 g Droge, Zubereitungen entsprechend.

Als traditionelles Arzneimittel nach § 109 a

Zur Unterstützung der Schleimlösung im Bereich der Atemwege.

Süßholzwurzel

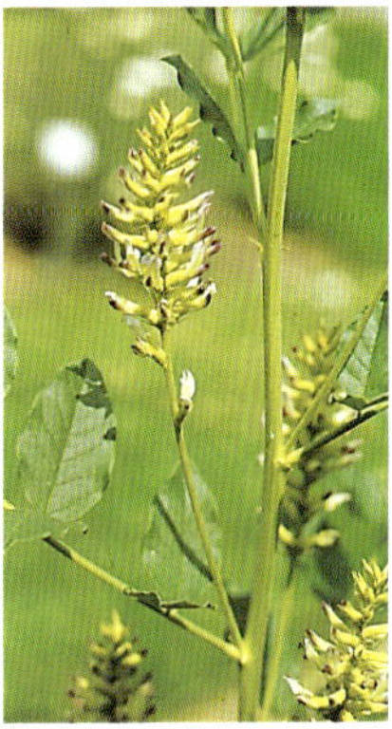
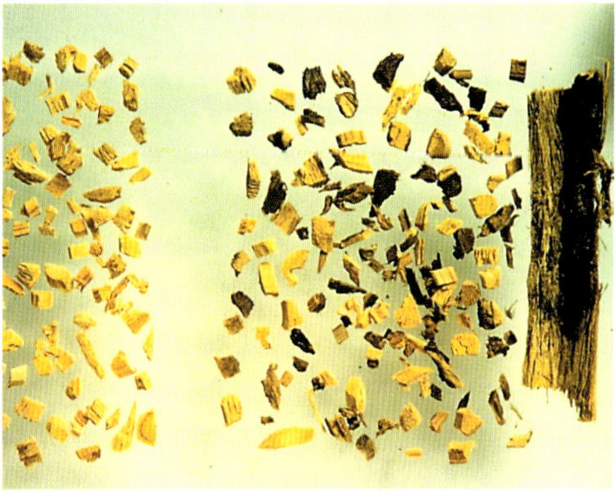

Volkstümliche Bezeichnungen
Für Süßholzextrakt:
Bärendreck, Lakritze.

Arzneibuchbezeichnung
Süßholzwurzel DAB 1997
(Liquiritiae radix).

Stammpflanze
Glycyrrhiza glabra L., Fabaceae (Schmetterlingsblütler).

Verwendete Pflanzenteile
Es werden die ungeschälten oder geschälten Wurzeln und Ausläufer verwendet. Ferner wird verwendet der Süßholzsaft (Succus Liquiritiae) bzw. die in Stangenform erhältliche Lakritze.

Verwechslungen, Verfälschungen und minderwertige Droge
Als seltene Verfälschungen gelten Pflanzenteile von Glycyrrhiza echinata und uralensis, nicht süß schmeckende Glycyrrhiza-Arten, Indisches oder Jamaika-Süßholz (von Abrus precatorius L., einer Giftpflanze!). Von Insekten angefressene oder mit Drogenschädlingen befallene Droge ist als minderwertig zu verwerfen!

▷

Hauptinhaltsstoffe

- Saponine: 2,5–15% Triterpensaponine, vor allem Glycyrrhizin und bei unsachgemäßer Drogengewinnung auch in geringen Mengen das Aglykon Glycyrrhetinsäure.
- Flavonoide: Liquiritin, Liquiritigenin, Isoliquiritin, Isoliquiritigenin, Rhamnoliquiritin.
- Steroide: β-Sitosterol, Dihydrostigmasteriol.
- Sonstige: 20% Stärke, Cumarine.

Hauptwirkungen

Die Saponine wirken schleimverflüssigend und auswurffördernd. Das süß schmeckende Glycyrrhizin (= 50mal süßer als Rohzucker) besitzt einen deutlichen entzündungshemmenden Effekt. Die mineralcorticoide Wirkung kann bei einer Überdosierung von 20–45 g Lakritze pro Tag oder bei einer Dauereinnahme von Succus Liquiritiae zu Wasseransammlungen im Gewebe (Ödeme), zu einem Kaliummangel (Hypokaliämie) und zu Bluthochdruck führen. Lakritze zu Lebensmittelzwecken sollte Glycyrrhizin-frei oder -arm sein, was nach neueren Untersuchungen öfters nicht eingehalten wird. Die Flavonoide wirken stark krampflösend (besonders das Isoliquiritigenin) und ebenfalls entzündungshemmend.

Anwendung

Als Teezubereitung (1 Teelöffel geschnittene Süßholzwurzel wird mit kaltem oder heißem Wasser übergossen, kurz aufgekocht und nach dem Abkühlen abgeseiht. Von diesem Tee trinkt man 3- bis 5mal täglich eine Tasse) bei Husten mit starker Verschleimung.
In höheren Dosen, zumeist in Form von Succus Liquiritiae, bei nichtblutenden Magengeschwüren. **Diese Verwendung muß unbedingt unter ärztlicher Aufsicht erfolgen!** (Siehe dazu die obengenannten Nebenwirkungen). Nicht anwenden bei Bluthochdruck und bei eingeschränkter Herz- und Nierenfunktion!

Anwendungsgebiete der Kommission E

Katarrhe der oberen Luftwege und Ulcus ventriculi/duodeni (Magengeschwür/Zwölffingerdarmgeschwür). Ohne ärztlichen Rat nicht länger als 4–6 Wochen einnehmen. Gegen die Verwendung als Geschmackskorrigens bis zu einer maximalen Tagesdosis von 100 mg Glycyrrhizin bestehen keine Einwände.

Dosierung

Soweit nicht anders verordnet: **Mittlere Tagesdosis:** Süßholz ca. 5–15 g Droge entsprechend 200–600 mg Glycyrrhizin.
Succus Liquiritiae: 0,5–1 g bei Katarrhen der oberen Luftwege; 1,5–3 g bei Ulcus ventriculi/duodeni; Zubereitungen entsprechend.

Als traditionelles Arzneimittel nach § 109 a

Getrockneter Süßholzwurzelsaft zusammen mit Caliumcarbonat und leichtem Magnesiumoxid als mildwirkendes Arzneimittel bei Sodbrennen und säurebedingten Magenbeschwerden.

Tausendgüldenkraut

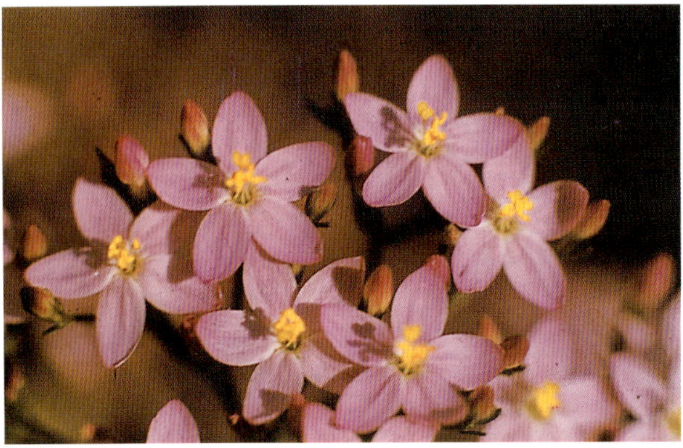

Volkstümliche Bezeichnungen
Centorelle, Sanktorikraut, Piferkraut, Magenkraut, Fieberkraut, Laurinkraut.

Arzneibuchbezeichnung
Tausendgüldenkraut DAB 1997 (Centaurii herba).

Stammpflanze
Centaurium erythraea RAF., Gentianaceae (Enziangewächse).

Verwendete Pflanzenteile
Die oberirdischen Pflanzenteile (zur Blütenzeit).

Verwechslungen, Verfälschungen und minderwertige Droge
Als Verfälschungen sind im Handel selten anzutreffen Centaurium littorale, Centaurium pulchellum, in letzter Zeit auch Epilobium angustifolium (Schmalblättriges Weidenröschen). Als minderwertig gilt eine Droge, die unter dem vom Arzneibuch geforderten Mindest-Bitterwert von 2000 liegt.
Dies trifft dann zu, wenn ein erhöhter Anteil an Stengeln vorhanden ist, da diese gegenüber den Blüten (BW bis zu 12 000) und Blättern (BW ca. 4000) einen sehr niedrigen Bitterstoffgehalt besitzen.

Hauptinhaltsstoffe

Bitterstoffe ähnlich denen der Enzianwurzel mit den Secoiridoiden Gentiopikrin, Swertiamarin und Centapikrin.

Hauptwirkungen

Durch den bitteren Geschmack stimulierend auf praktisch alle an der Verdauung beteiligten Drüsen und Organe, dadurch bessere Nahrungsverwertung, verbunden mit einer Appetitanregung (siehe Enzianwurzel).

Anwendung

Innerlich in Form eines Teeaufgusses (1–2 Teelöffel auf 1/4 Liter heißes Wasser), eines Kaltansatzes (8–10 Stunden) oder einer alkoholischen oder weinigen Zubereitung bei Appetitlosigkeit, mangelhafter Fermentproduktion und bei schwer verdaulichen Speisen.
Zur Appetitanregung ist die betreffende Bitterstoffzubereitung rund 1/2 Stunde vor dem Essen langsam und schluckweise zu trinken. Bei mehrfachem Aufkochen eines Tausendgüldenkrauttees verringert sich der bittere Geschmack, da die Bitterstoffe hitzeempfindlich sind.

Anwendungsgebiete der Kommission E

Appetitlosigkeit; Dyspeptische Beschwerden.

Dosierung

Soweit nicht anders verordnet: **Mittlere Tagesdosis:** 6 g Droge, Zubereitungen entsprechend.
Extrakt (entsprechend EB 6): Tagesdosis 1–2 g.

Als traditionelles Arzneimittel nach § 109 a

Zur Unterstützung der Magenfunktion und zur Anregung des Appetits.

Australischer Teebaum

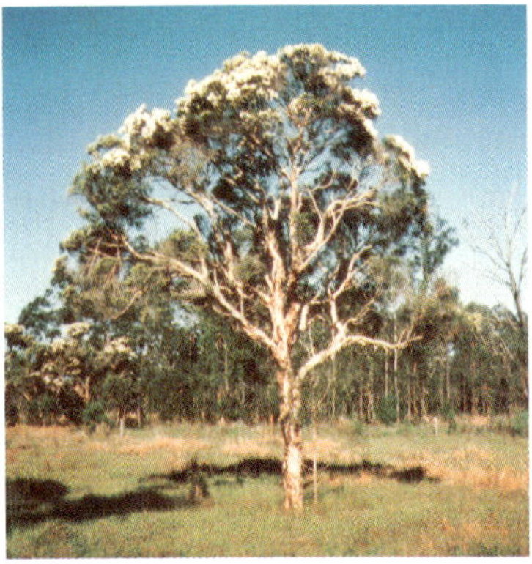

Volkstümliche Bezeichnungen
Keine, da in Deutschland bzw. in Europa in der Volksmedizin der Teebaum unbekannt war

Arzneibuchbezeichnung
Keine, da in europäischen Arzneibüchern der Teebaum bzw. das Teebaumöl nicht aufgenommen sind.
Es gewinnt zunehmend an Bedeutung in der Selbstmedikation.

Stammpflanze
Melaleuca alternifolia CHEEL, Myrtaceae (Myrtengewächs).

Verwendete Pflanzenteile
In Australien die Teebaumblätter als Arzneimittel sowie als aromatischer Tee, daher auch der Name »Teebaum«. In Europa ausschließlich das aus den Blättern von Melaleuca alternifolia durch Wasserdampfdestillation gewonnene ätherische Öl.

Verwechslungen, Verfälschungen und minderwertige Droge

Als Verfälschung gilt ätherisches Öl, das nicht aus Melaleuca alternifolia gewonnen worden ist, sondern aus anderen Melaleuca-Arten und außerdem Organochlorpestizide enthalten kann. Ferner wird das Zumischen billigerer ätherischer Öle praktiziert, die dann analytisch an dem relativ hohen Gehalt an alpha-Phellandren (bis etwa 18%) und Linalool (bis ca. 6%) erkannt werden können. Auf »echtes« unverfälschtes Teebaumöl ist daher zu achten!

Hauptinhaltsstoffe

Der Hauptinhaltsstoff im ätherischen Teebaumöl ist das 1,8-Cineol (syn. Eucalyptol), das auch im Eucalyptusöl der Hauptinhaltsstoff ist. Der zweite Hauptinhaltsstoff ist das Terpinen-4-ol, eine Verbindung, die auch im ätherischen Wacholderbeeröl bis zu 15% vorkommt. Der »Australische Standard« verlangt, daß der Gehalt an Terpinen-4-ol bei mindestens 30% liegen muß (= »echtes« Teebaumöl).

Neben den beiden Hauptinhaltsstoffen, die auch für die Wirksamkeit hauptverantwortlich sein dürften, kommen noch weitere Monoterpene, wie alpha- und beta-Pinen, Myrcen, alpha-Phellandren, Linalool und verschiedene Sesquiterpene, wie Viridifloren und Cadinen vor.

Hauptwirkungen

In mehreren mikrobiologischen Untersuchungen wurde eine eindeutige desinfizierende Wirkung gegenüber verschiedenen Bakterienarten und Pilzen nachgewiesen. Die antiseptische Wirksamkeit wurde auch in klinischen Studien festgestellt, wobei Hand- und Körperlotionen geprüft wurden, die einen Anteil von 5% Teebaumöl enthielten. Eine klinische Studie aus dem Jahre 1990 weist auf die Wirksamkeit eines Teebaum-Öl-Geles bei einer Behandlung von leichten und mäßig-gradigen Formen der Akne hin. Berücksichtigt werden muß aber auch die Möglichkeit des Auftretens von Allergien. Rezepturen mit 5% Teebaum-Öl haben den »Australian Therapeutic Goods Act« für Desinfizientien und Antiseptika bestanden.

Anwendung ▷

Anwendung

Da Teebaum-Öl in Deutschland **nicht** als Arzneimittel zugelassen ist existieren in Deutschland **keine** arzneilichen Anwendungsempfehlungen, obwohl eine Risiko-Nutzen-Analyse durchaus für eine arzneiliche Anwendung spricht. Reines Teebaum-Öl bzw. Teebaum-Öl-Zubereitungen in Form von Gelen und Cremes dürfen nur als **Kosmetika** vertrieben werden. Als erfrischende und die Haut belebende Kosmetika werden sie besonders bei »unreiner« Haut bei Jugendlichen (als Pickelstift) und bei »Problemhaut« älterer Menschen sowie zur Pflege der Haut ganz allgemein und im speziellen bei berufsbedingter Disposition eingesetzt.

Eine Monographie der Kommission E exisitert nicht!

Eine Anwendungsempfehlung als traditionell angewendetes Arzneimittel nach § 109 a existiert nicht!

Teufelskrallenwurzel

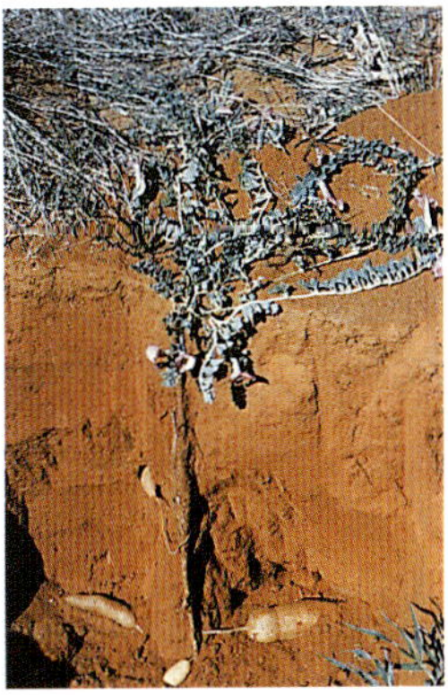

Volkstümliche Bezeichnung

Die Bezeichnung »Teufelskralle« hat mit der Droge an sich nichts zu tun. Während arzneilich die Speicherknollen der Seitenwurzeln verwendet werden, ist der Name »Teufelskralle« auf das Aussehen der Frucht zurückzuführen: Diese verholzt und bildet »dornige« Verzweigungen, die mit Widerhaken versehen sind, woraus dann mit Phantasie die »Krallen des Teufels« wurden. Die in Europa heimischen »Teufelskrallen«, die Rapunzeln, die zu den Phyteuma-Arten (Campanulaceae) gehören, oder die »Teufelsklauen« (Bärlappgewächse), die beide keine arzneiliche Bedeutung besitzen, sind nicht identisch mit der als Arzneidroge verwendeten Teufelskralle, die in Süd- und Südwest-Afrika wächst und dort wild gesammelt wird.

Arzneibuchbezeichnung

Teufelskrallenwurzel DAB 1997 (Harpagophyti radix).

Stammpflanze

Harpagophytum procumbens DC., Pedaliaceae (Sesamgewächse).

Verwendete Pflanzenteile

Die Wurzelknollen (sekundäre Speicherwurzeln; Radix bzw. Tubera Harpagophyti); seit 1998 auch aus einem Anbau.

▷

Verwechslungen, Verfälschungen und minderwertige Droge
Als Verfälschungen sind die alten primären Speicherwurzeln anzusehen; sie sind schwarzbraun und nicht bitter (d.h. harpagosidfrei). Im Handel beobachtet wurden alkaloidhaltige Wurzeln, die allerdings nicht näher identifiziert wurden! Ob wirtschaftliche Gründe oder eine Sachunkenntnis der Sammler zu dieser bedenklichen Beimengung führten, ist nicht bekannt. Droge mit einem geringeren Bitterwert als 5000 ist minderwertig.

Hauptinhaltsstoffe
Iridoidglykoside, darunter 0,1–2% Harpagosid (bitter).

Hauptwirkungen
Unbestritten ist die sekretionsanregende Wirkung der Bitterstoffe. Unterschiedlicher Meinung war man bis 1996 bezüglich des entzündunshemmenden, antiarthritischen und schmerzlindernden Effektes. Diese Wirkung ist vorwiegend auf das Harpagosid zurückzuführen und dürfte zwischenzeitlich als abgesichert gelten. Außerdem wirkt die Droge schwach harntreibend.

Anwendung
Innerlich in Form des Tee-Auszuges bei Appetitlosigkeit und bei verminderter Magen- und Gallensaftproduktion, in einigen Kliniken als tägliches, anregendes Bitterstoffgetränk. Ferner als Tee-Auszug, außerdem in Form der gepulverten Droge und in Form von wäßrigen Trockenextrakten in Tabletten und Injektionspräparaten bei Gelenkerkrankungen (Arthritis, Arthrose) und bei Rheuma.

Anwendungsgebiete der Kommission E
Appetitlosigkeit, dyspeptische Beschwerden; unterstützende Therapie degenerativer Erkrankungen des Bewegungsapparates.

Dosierung
Soweit nicht anders verordnet: **Tagesdosis:** Bei Appetitlosigkeit 1,5 g, Zubereitungen mit entsprechendem Bitterwert; ansonsten 4,5 g Droge, Zubereitungen entsprechend.

Als traditionelles Arzneimittel nach § 109 a
Zur Unterstützung der Verdauungsfunktion.

Thymian

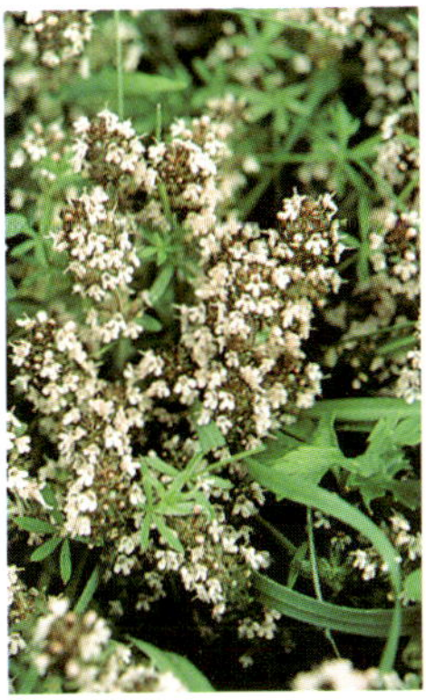

Volkstümliche Bezeichnungen

Garten-Thymian, Echter Thymian, Gemeiner Thymian, Hühnerkohl, Kuttelkraut, Römischer Quendel, Römischer Thymian, Demut, Immenkraut.

Arzneibuchbezeichnung

Thymian DAB 1997 (Thymi herba).

Stammpflanzen

Thymus vulgaris L. (Echter Thymian), Thymus zygis L. (Spanischer Thymian), Lamiaceae (Lippenblütler).

Verwendete Pflanzenteile

Die Blätter und Blüten und das aus ihnen hergestellte ätherische Öl.

Verwechslungen, Verfälschungen und minderwertige Droge

Als Verfälschungen gelten Drogen, die von anderen Thymian-Arten gewonnen wurden, vor allem von Thymus serpyllum (Quendel) oder Th. pulegioides L. (Gemeiner Thymian). Als minderwertig bezeichnet man Drogen mit weniger als 1,2% ätherischem Öl.

▷

Hauptinhaltsstoffe

- 0,4–4,5% (in der Regel 1,5–3%) ätherisches Öl, mit den beiden Phenolen THYMOL und CARVACROL als Hauptbestandteile. Das Mengenverhältnis dieser beiden Verbindungen sowie die Zusammensetzung des gesamten ätherischen Öles hängt nicht nur von der verwendeten Pflanzenart, sondern auch von Standortbedingungen ab: Bei Thymus vulgaris z.B. überwiegt das Thymol, bei Thymus zygis dagegen kommt fast nur das isomere Carvacrol vor. Die Arzneibücher unterscheiden bei den Wertbestimmungen nicht zwischen den beiden isomeren Verbindungen. Außerdem sind im ätherischen Öl nicht vorhanden: p-Cymen, Camphen, Limonen u.a. Monoterpene.
- 10% Gerbstoff (»Labiatengerbstoff«).
- Flavonoide und Triterpene.

Hauptwirkungen

Thymol und Carvacrol sind keimhemmend gegenüber vielen Bakterien und Pilzen. Thymianöl ist noch in einer Konzentration von 1:3000 keimwirksam und hat gegenüber anderen Desinfektionsmitteln wie Phenol und Kresol den wesentlichen Vorteil, daß es aufgrund seiner geringeren Wasserlöslichkeit weit weniger giftig ist. Thymiol ist 20 Mal stärker keimhemmend als Phenol! Auf die Bronchien wirken Thymianzubereitungen, die ätherisches Öl enthalten (also alkoholische Thymianauszüge) krampflösend und auswurffördernd. Für die harntreibende Wirkung sind möglicherweise die Flavonoide verantwortlich.

Anwendung

Innerlich in Form eines Teeaufgusses (1 geh. Teelöffel mit 1/4 Liter Wasser kurz zum Sieden erhitzt) oder als alkoholischer Fluid-Extrakt (wesentlich wirksamer) gegen Husten, Keuchhusten und Bronchitis, ferner gegen Blähungen und Appetitlosigkeit. Thymian ist außerdem ein beliebtes Gewürz, besonders in der italienischen Küche (Pizza).
Äußerlich häufig in Kombination mit anderen alkoholischen Extrakten zu Mundspülungen und Wundbehandlungen. Das Thymian-Bad (100 g Thymian mit 1 Liter kochendem Wasser übergossen, gut verschlossen, nach 15 Minuten abgeseiht und dem Badewasser beigegeben) ist eine unterstützende Maßnahme bei Husten und rheumatischen Beschwerden. Besser geeignet für die Badeanwendung ist alkoholischer Thymianextrakt oder ätherisches Thymianöl.

Volksmedizinisch wird Thymian als Wurmmittel verwendet, gegen Kopfschmerzen, Akne und unreine Haut, Diuretikum und Harndesinfiziens.

Anmerkung

Personen mit schweren Leberschäden oder mit Schilddrüsenfunktionsstörungen sollten bei der Anwendung von Thymian zurückhaltend sein, da Thymol und Carvacrol in hoher Dosierung und über längere Zeit angewendet diese Leiden verschlimmern können.

Anwendungsgebiete der Kommission E

Symptome der Bronchitis und des Keuchhustens, Katarrhe der oberen Luftwege.

Dosierung

Soweit nicht anders verordnet: 1–2 g Droge auf eine Tasse als Aufguß mehrmals täglich nach Bedarf. 1–3 x täglich 1–2 g Fluidextrakt.
Für Umschläge 5%iger Aufguß oder Fluidextrakt: 1–2 g.

Als traditionelles Arzneimittel nach § 109 a

Zur Unterstützung der Schleimlösung im Bereich der Atemwege.

Wacholderbeeren

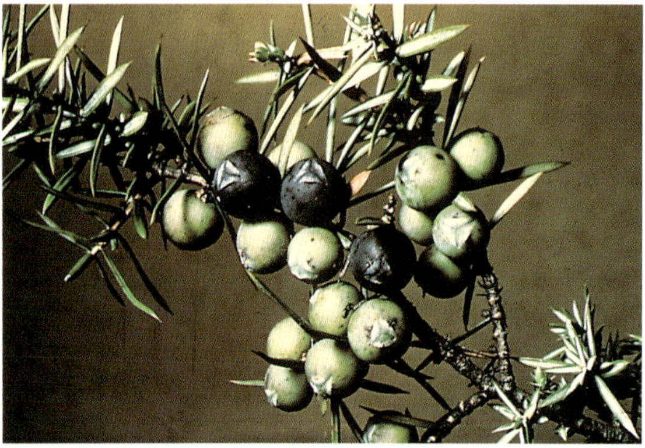

Volkstümliche Bezeichnungen
Machangel, Macholder, Machandelbaum, Queckholder, Feuerbaum, Krammetsbeeren, Kranawitten, Weihrauchbaum.

Arzneibuchbezeichnung
Wacholderbeeren DAB 1997 (Juniperi fructus).

Stammpflanze
Juniperus communis L., Cupressaceae (Zypressengewächse).

Verwendete Pflanzenteile
Die reifen, blauen Beerenzapfen und das daraus hergestellte ätherische Öl: Wacholderbeeröl (Oleum Juniperi).

Verwechslungen, Verfälschungen und minderwertige Droge
Als Verfälschungen gelten die Beerenzapfen von anderen Juniperus-Arten, insbesondere von Juniperus oxycedrus ssp. macrocarpa, ferner sehr selten von J. phoenicea, Juniperus sabina, J. virginiana, J. excelsa, J. foetidissima. Minderwertig sind vor allem unreife Beeren (andere Zusammensetzung des ätherischen Öls) und solche mit einem Gehalt unter 1% ätherischem Öl.

Hauptinhaltsstoffe

- 0,5–2,5% ätherisches Öl mit 40–80% an Monoterpenen als Hauptbestandteile, darunter besonders α- und β-Pinen, daneben Terpinen-4-ol, α-Terpineol, Borneol, Geraniol u.a.
- Ca. 30% Invertzucker.

Hauptwirkungen

Die harntreibende Wirkung soll in erster Linie dem Terpinen-4-ol zukommen, welches im Gegensatz zu α- und β-Pinen nicht gewebereizend ist. α- und β-Pinen wirken hautreizend und somit äußerlich angewendet durchblutungsfördernd. Für die innerliche Anwendung wären demnach die Terpinen-4-ol-reichen und Pinen-armen Öle zu bevorzugen, während man für die **äußerliche** Anwendung die Öle mit hohem Pinengehalt wählen sollte. Eine solche gezielte Fraktionierung des ätherischen Öles wird bei den Fertigarzneimitteln schwer zu realisieren sein. Sehr vereinzelt wird versucht, dies zu tun.

Anwendung

Innerlich in Form der ganzen Beeren, von denen man bis zu 10 Gramm am Tage kaut, oder von denen man zusammen mit Liebstöckelwurzel, Hauhechelwurzel, Süßholzwurzel und Birkenblättern eine Teeabkochung zubereitet, ferner in Form eines Wacholder-Extraktes (Succus Juniperi) und in Form des ätherischen Öles, verarbeitet in Weichgelatinekapseln, als harntreibendes Mittel, insbesondere zur sog. »Frühjahrskur«. Vorsicht: Personen mit Nierenleiden und Schwangere sollten Wacholderbeeren in größeren Mengen und galenische Zubereitungen, die über 150 mg ätherisches Öl enthalten, nicht anwenden. Zubereitungen, denen das ätherische Öl entzogen ist, besitzen keine harntreibende Wirkung! Als Gewürz zu Krautgerichten und gegen Verdauungsbeschwerden. Aufgrund des hohen Anteils an Zucker zur Herstellung verschiedener Spirituosen (Steinhäger, Gin, Genever).

Äußerlich in Form des Wacholderöles in Salben, Linimenten oder Bädern zu durchblutungsfördernden Maßnahmen gegen Rheuma, Hautkrankheiten und Hautparasiten. Äußerlich wird bei Hauterkrankungen auch ein Wacholderholzöl angewendet (= Oleum Juniperi pro usu externo EB 6).

Anwendungsgebiete ▷

Anwendungsgebiete der Kommission E
Dyspeptische Beschwerden.

Dosierung
Soweit nicht anders verordnet: Tagesdosis: 2 g bis maximal 10 g der getrockneten Wacholderbeeren, entsprechend 20 mg bis 100 mg ätherisches Öl.

Als traditionelles Arzneimittel nach § 109 a
Zur Unterstützung der Ausscheidungsfunktion der Niere.

Weidenrinde

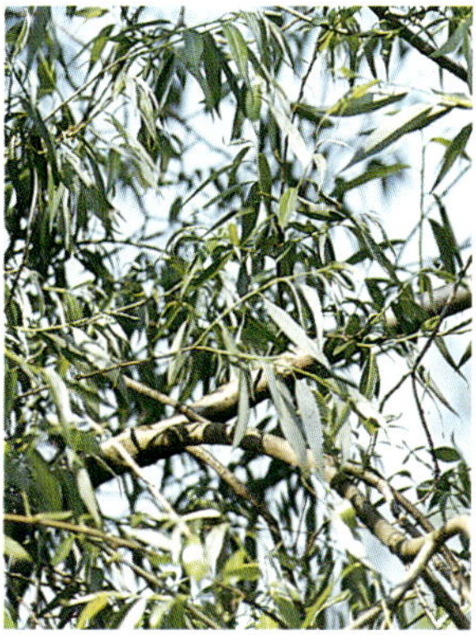

Volkstümliche Bezeichnung
Fieberrinde,
Maiholzrinde, Hartrinde.

Arzneibuchbezeichnung
Weidenrinde DAB 1997
(Salicis cortex).

Stammpflanzen
Salix alba L., Salix purpurea L., Salix fragilis und andere gleichwertige Salix-Arten, Salicaceae (Weidengewächse). Im Handel sind in erster Linie die Rinden von Salix purpurea und S. alba anzutreffen.

Verwendete Pflanzenteile
Zur Drogengewinnung werden die Rinden der Zweige von 2- bis 3jährigen Sträuchern geschält.

Verwechslungen, Verfälschungen und minderwertige Droge
Verfälschungen kommen praktisch nicht vor. Es ist lediglich zu achten, daß Rinden geerntet werden, die den vom Arzneibuch vorgeschriebenen Mindestgehalt von 1% Salicin besitzen und einen Cadmiumgehalt von 0,5 ppm nicht überschreiten.

▷

Hauptinhaltsstoffe

- 1,5 bis 11% (!) Salicylalkoholderivate mit dem Hauptwirkstoff Salicin. Salicortin, Fragilin, Populin und Tremulacin sind die weiteren Salicylate.
- Flavonoide.
- Catechin-Gerbstoffe.

Hauptwirkungen

In mehreren experimentellen Studien wurde die fiebersenkende und vor allem entzündungshemmende Wirkung von Weidenrindenextrakten nachgewiesen. Die Extrakte hemmten die Cyclooxygenase und erniedrigten den Gehalt der Prostaglandine E_1 und E_2 in den entzündeten Geweben. Als wirksame Dosis wurden 60 bis 120 mg Salicin gefordert, wobei zu beachten ist, daß die Salicylsäurederivate, wie das Salicin, »Pro Drugs« sind und erst durch Spaltung im Darm und Oxidation in der Leber zu der pharmakologisch aktiven Substanz, der Salicylsäure, umgewandelt werden. Die Resorptionsrate von Salicin beträgt über 86% und ergibt einen über mehrere Stunden konstanten Salicylatspiegel im Plasma. Durch die Metabolisierung erst nach der Magenpassage treten die für Aspirin bekannten Nebenwirkungen im Magen bei Weidenrindenextrakten **nicht** auf.

Anwendung

Leichte fieberhafte Erkältungskrankheiten, Gliederschmerzen bei banalen Infekten, rheumatische Beschwerden, insbesondere bei chronischem Weichteilrheumatismus, leichte Kopfschmerzen.

Anwendungsgebiete der Kommission E

Fieberhafte Erkrankungen, rheumatische Beschwerden, Kopfschmerzen.

Dosierung

Mittlere Tagesdosierung entsprechend 60 bis 120 mg Gesamtsalicin (= 6 bis 12 g Droge als Tee pro Tag; 1 Teelöffel entspricht etwa 1,5 g Weidenrinde).

Als traditionelles Arzneimittel nach § 109 a

Bislang liegt keine Empfehlung vor; Salicylsäure als Badezusatz wird aber als mild wirkendes Mittel zur Linderung rheumatischer Beschwerden im nicht akuten Stadium empfohlen.

Weißdornblüten, -blätter und -früchte

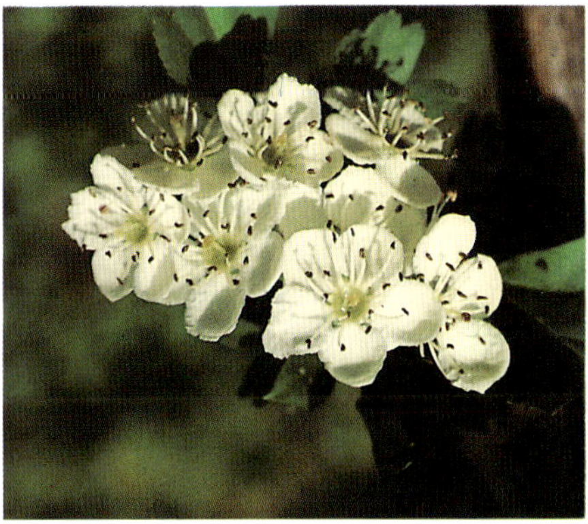

Volkstümliche Bezeichnungen
Haakäsen, Hagedorn, Heckendorn, Mehlbeere, Zaundorn.

Arzneibuchbezeichnungen
Weißdornblätter mit Blüten, DAB 1997, (Crataegi folium cum flore). Weißdornfrüchte DAC (Crataegi fructus).

Stammpflanzen
Crataegus-Arten, Rosaceae (Rosengewächse). Vor allem Crataegus monogyna JACQ. und C. laevigata POIR. DC. (syn. C. oxyacantha L.), seltener C. pentagyna W. & K., C. nigra W. & K., C. azarolus L.

Verwendete Pflanzenteile
Die getrockneten Blüten und Laubblätter, die Scheinfrüchte.

Verwechslungen, Verfälschungen und minderwertige Droge
Das DAB fordert einen Mindestgehalt von 0,7% Flavonoiden (ber. als Hyperosid). Zweigstücke sowie Blüten anderer Crataegus-Arten sollten nicht vorhanden sein. Da die heute gehandelte Droge häufig aus Balkanländern stammt, können andere dort vorkommende Weißdorn-Arten untergemischt sein. Als Verfälschungen gelten die Blüten,

▷

Blätter bzw. Früchte von Robinia pseudoacacia, von Prunus- und Sorbus-Arten sowie von Rotdorn-Arten, die als Zierpflanzen bekannt sind.

Hauptinhaltsstoffe

- 1–2% Flavonoide, wasserlöslich, vor allem Quercetin, Hyperosid (dieses mehr in den Früchten), Rutin, Vitexin und Vitexin-rhamnosid (letzteres mehr in den Blättern).
- 1–3% oligomere Procyanidine.
- Catechingerbstoffe (wasserlöslich).
- Chlorogensäure und Kaffeesäure.
- Amine und Purine.
- 0,3–1,4% Triterpensäuren (z.B. Crataegolsäure).

Hauptwirkungen

Crataegus-Extrakte wirken vor allem herzkranzgefäßerweiternd, durchblutungssteigernd und verbessern die Sauerstoffversorgung des Herzmuskels. An der »Herzwirkung« sollen besonders die Procyanidine beteiligt sein, während der Einfluß auf die Gefäße wohl auf die Flavonoide zurückzuführen ist. Eine direkte Wirkung auf den Blutdruck dürfte von untergeordneter Bedeutung sein. Die gelegentlich beobachtete regulierende Wirkung bei zu hohem (Hypertonie) und auch bei zu niedrigem Blutdruck (Hypotonie), sofern nur eine geringfügige Abweichung von der Norm vorliegt, kann höchstens als eine positive Begleitreaktion gewertet werden. Sie beruht möglicherweise auf der Gefäßwirksamkeit einzelner Weißdorninhaltsstoffe. An isolierten Organen oder im Tierversuch wurden folgende Wirkungen festgestellt: positiv inotrope Wirkung (Steigerung der Kontraktionskraft des Herzmuskels), positiv chronotrope Wirkung (Herzfrequenz-steigernd), Zunahme der Koronar- und Myokarddurchblutung, Senkung des peripheren Gefäßwiderstandes.

Anwendung

Innerlich als Pflanzenpreßsaft oder als Tee-Aufguß oder in Form standardisierter Fluidextrakte bzw. weiniger oder alkoholischer Tinkturen und als standardisierte Trockenextrakte in Form verschiedener Fertigarzneimittel bei Frühformen von Herz- und Kreislaufschwächung (Herz- und Kreislaufinsuffizienz), d.h. also beim sog. »Altersherz« sowie bei Druck- und Beklemmungsgefühl in der Herzgegend. Für diese Indikationen ist eine Mindest-Tagesdosis von 10 mg Flavonoiden oder 30 mg – nach früheren Angaben 5 mg – Procyanidinen erforderlich.

Anwendungsgebiete der Kommission E
Nachlassende Leistungsfähigkeit des Herzens entsprechend Stadium II nach NYHA (= New York Heart Association).

Dosierung
160 bis 190 mg nativer, wäßrig-alkoholischer Auszug (Droge-Extrakt-Verhältnis = 4–7:1 mit definiertem Flavonoid- oder Procyanidin-Gehalt) entspr. 30–168 mg oligomere Procyanidine oder 3,5–20 mg Flavonoide, berechnet als Hyperosid.

Als traditionelles Arzneimittel nach § 109 a
Zur Unterstützung der Herz-Kreislauf-Funktion.

Wermutkraut

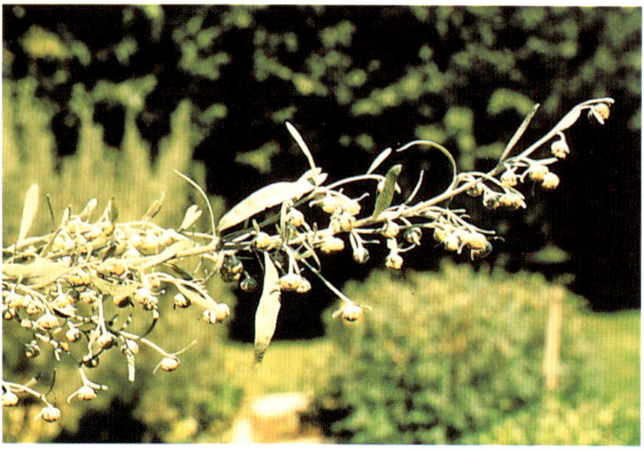

Volkstümliche Bezeichnungen
Bitterer Beifuß, Absinth, Wurmkraut, Wurmtod, Alsam, Alsei, Eltzkraut, Magenkraut, Eberreis, Heilbitter, Artenheil, Magenkraut, Ölde, Schweizertee.

Arzneibuchbezeichnung
Wermutkraut DAB 1997 (Absinthii herba).

Stammpflanze
Artemisia absinthium L., Asteraceae (Korbblütler).

Verwendete Pflanzenteile
Die oberen Sproßteile (ca. 60 cm von der Spitze nach unten) und Laubblätter.

Verwechslungen, Verfälschungen und minderwertige Droge
Als Verfälschung ist gelegentlich anzutreffen Artemisia vulgaris (Beifuß), sehr selten findet man Artemisia campestris, Artemisia pontica, Artemisia abrotanum (Eberraute) und andere Artemisia-Arten. Als minderwertige Droge gilt ein unsachgemäß getrocknetes und gelagertes Wermutkraut, wobei der Bitterwert relativ rasch unter den vom DAB geforderten Mindestbitterwert von 15 000 sinken kann.

Hauptinhaltsstoffe

0,15–0,4% Bitterstoffe, die sich im Unterschied zu den meisten anderen Bitterstoffdrogen im ätherischen Öl befinden. Das ätherische Öl ist je nach Herkunft bzw. Varietät in Mengen von 0,3 bis 1,3% vorhanden. Absinthin und Artabsin sind die beiden Hauptbitterstoffe, die in den Blättern bis zu 0,3% und in den Blüten bis zu 0,15% vorkommen. Das ätherische Öl enthält noch 25–75% Thujylalkohol, 3–10% Thujon (!) und sehr häufig (nicht immer) Chamazulen.

Anwendung

Innerlich in Form eines Teeaufgusses (1 Teelöffel auf 1/4 Liter Wasser) oder auch tropfenweise (nicht mehr als 30 Tropfen) in Form eines alkoholischen Auszuges (Wermuttinktur) bei Appetitlosigkeit, verminderter Magensäureproduktion, bei Blähungen und bei Leber- und Galleerkrankungen, die in erster Linie auf einer gestörten Galleproduktion in der Leber und einer gestörten Galleausscheidung aus der Gallenblase basieren.

Dosierungshinweise: Da das *Thujon* im ätherischen Wermutöl gesundheitsschädlich sein kann, muß auf die Einnahme thujonarmer Arzneizubereitungen geachtet werden. Dies ist in erster Linie die wäßrige Teezubereitung. Bis zu 3 Tassen Wermuttee, aber auch bis zu 60 Tropfen Wertmuttinktur pro Tag verursachen keine schädlichen Nebenwirkungen. Ein übermäßiger Genuß von thujonreichen Arzneizubereitungen oder Genußmitteln (z. B. Absinthschnaps) führt zu Degenerationserscheinungen am Zentralnervensystem und verursacht Kopfschmerzen, Schwindel, Krämpfe und epilepsieähnliche Zustände. In den meisten Kulturstaaten ist daher der Vertrieb von Wermutbranntwein und -likör verboten.

Volksmedizinisch findet Wermut Anwendung bei Wechselfieber, Blutarmut und Würmern. Hier erfolgt auch eine äußerliche Anwendung bei Blutergüssen, Entzündungen und Geschwüren.

Anwendungsgebiete der Kommission E

Appetitlosigkeit, dyspeptische Beschwerden, Dyskinesien der Gallenwege.

Dosierung

Soweit nicht anders verordnet: Mittlere Tagesdosis: 2–3 g Droge als wäßriger Auszug.

Als traditionelles Arzneimittel nach § 109 a

Zur Unterstützung der Magenfunktion.

Wolfstrappkraut (Lycopus)

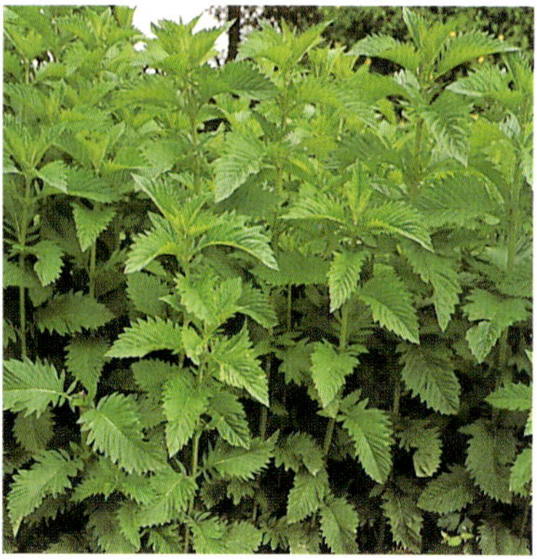

Volkstümliche Bezeichnungen
Wolfsfuß, Wolfstrapp, Wasserandorn, Zigeunerkraut, Lycopuskraut.

Arzneibuchbezeichnung
Wolfstrappkraut HAB 1, (Lycopi herba)

Stammpflanzen
Lycopus europaeus L. und L. virginicus L., Lamiaceae (Lippenblütler).

Verwendete Pflanzenteile
Der oberirdische Teil der Pflanze, der kurz vor der Blüte geerntet und als Frischpflanze oder als getrocknetes Kraut verarbeitet wird.

Verwechslungen, Verfälschungen und minderwertige Droge
Als Verfälschungen kommen Lycopus exaltatus L. und Weißer Andorn (Marrubium vulgare L.) vor. Minderwertige Drogen enthalten entweder einen zu hohen Stengelanteil oder sind zum falschen Zeitpunkt geerntet bzw. falsch getrocknet worden.

Hauptinhaltsstoffe

- Gemisch von Hydroxyzimtsäurederivaten (Kaffeesäure, Rosmarinsäure, Ellagsäure, Chlorogensäure usw.). Der als Lithospermsäure analysierte Inhaltsstoff stellte sich später als eine komplexe Verbindung (Depsid) aus Kaffeesäurederivaten heraus.
- Flavonoide (Apigenin- und Luteolinglucoside).
- Rund 10% Mineralsalze, darunter bis zu 0,1% Fluorid.

Das Wirkungsprinzip ist noch nicht bekannt. Aus zahlreichen pharmakologischen Untersuchungen weiß man jedoch sehr genau, daß

- den größten Wirkstoffgehalt die kurz vor der Blüte geernteten Blätter besitzen, die bei maximal 45° C in einem gut durchlüfteten Raum getrocknet worden sind;
- das Wirkprinzip in wäßrigen Auszügen enthalten ist;
- das Wirkprinzip sehr instabil ist und wäßrige Zubereitungen nur kurze Zeit eine antihormonale Wirksamkeit besitzen, während lyophilisierte (= gefriergetrocknete) wäßrige Extrakte eine deutliche und vor allem konstante antithyreotrope Wirkung (= Wirkung auf übermäßige Schilddrüsenfunktion) zeigen.

Hauptwirkungen

Standardisierte und geeignete galenische Zubereitungen (z.B. ein gefriergetrockneter wäßriger Extrakt) besitzen eine antithyreotrope Wirkung (Hemmung der hormonellen Schilddrüsenfunktion), nachgewiesen an der T4-substituierten Ratte (in der Schilddrüse gebildetes Hormon Thyroxin).

Anwendung

Innerlich in Form des Frischpflanzenpreßsaftes, als Teeaufguß (kombiniert mit den Blättern der Steinhirse = Lithospermum officinale L.), als alkoholische Tinktur und als pulverisierte Droge in Tabletten gegen **Schilddrüsenüberfunktion** (= Hyperthyreose) und bei thyreogenen Formen der vegetativen Dystonie, d.h. bei schilddrüsenbedingter Nervosität.

Anwendungsgebiete ▷

Anwendungsgebiete der Kommission E
Leichte Schilddrüsenüberfunktion mit vegetativ-nervösen Störungen.
Spannungsgefühl und Schmerzen in der Brustdrüse (Mastodynie).

Dosierung
Die Dosierung liegt zwischen einer Tagesdosis von 1–2 g Droge für Teeaufgüsse und wäßrig-äthanolischem Extrakt entsprechend 20 mg Droge.
Hinweis: Jeder Patient besitzt seinen eigenen optimalen Schilddrüsenhormonspiegel. Es sind allenfalls grobe Anhaltspunkte für die Dosierung bei Schilddrüsenerkrankungen möglich, wobei Lebensalter und Körpergewicht zu berücksichtigen sind.

Als traditionelles Arzneimittel nach § 109a
Bislang liegt keine Empfehlung der Kommission vor.

Zwiebel

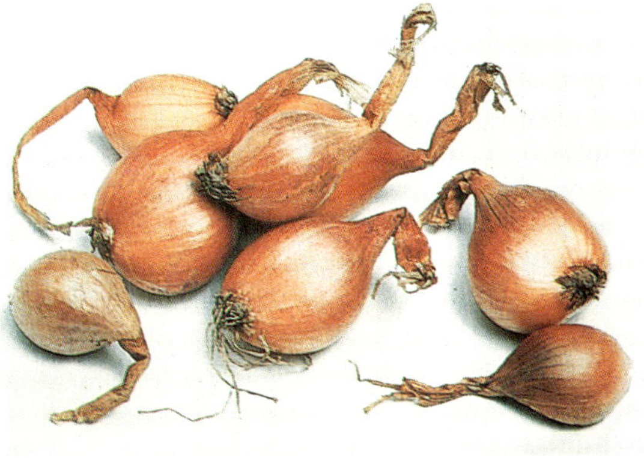

Volkstümliche Bezeichnungen
Sommerzwiebel, Küchenzwiebel, Bolle.

Arzneibuchbezeichnung
Allii cepae bulbus

Stammpflanze
Allium cepa L., Liliaceae (Liliengewächse).

Verwendeter Pflanzenteil
Zwiebel, bestehend aus den frischen oder getrockneten dick und fleischig gewordenen Blattscheiden und -ansätze, die der Speicherung dienen.

Verwechslungen, Verfälschungen und minderwertige Droge
Verfälschungen gibt es keine. Für arzneiliche Zwecke, z.B. zur Herstellung eines Trockenpulvers, Zwiebelsaftes oder eines Ölmazerates sollten allerdings Kultursorten verwendet werden, die reich an Cysteinsulfoxiden und Cepaenen sind.

▷

Hauptinhaltsstoffe

- Allicin-Homologe und Sulfinyldisulfide (Cepaene). Die Chemie der Küchenzwiebel ähnelt derjenigen des Knoblauchs.
- Peptide.
- Flavonoide.
- Amine, darunter das Diphenylamin.
- Wasserdampfflüchtige Verbindungen mit dem tränenreizenden Stoff Thiopropanal-S-oxid.

Hauptwirkungen

Experimentell sowie an Probandenversuchen konnten antibakterielle, lipid- und blutdrucksenkende Effekte und eine Hemmung der Thrombozytenaggregation nachgewiesen werden. In einem Probandenversuch konnte die durch eine fettreiche Mahlzeit verminderte fibrinolytische Aktivität (Abbau von Fibrin im Blut) durch Zwiebelsaft wieder hergestellt werden. Die Thiosulfinate besitzen eine antiasthmatische Wirkung.

Anwendung

Zur Prophylaxe altersbedingter Gefäßveränderungen sowie bei Appetitlosigkeit und Verdauungsbeschwerden. Zwiebelsaft mit Milch und Honig als schleimlösendes Hausmittel (Hustensaft). In der Volksmedizin und in der Naturheilkunde warme Zwiebelscheiben als Auflage bei Mittelohrentzündungen in der Kinderheilkunde. Die Auflage erfolgt in der Art eines Okklusivverbandes (d.h. mit einem Stirnband oder Tuch abdecken).

Anwendungsgebiete der Kommission E

Appetitlosigkeit, zur Vorbeugung altersbedingter Gefäßveränderungen.

Dosierung

Tagesdosis: 50 g frische Zwiebel bzw. 20 g getrocknete Droge.
Bei einer Anwendung von Zwiebelzubereitungen über mehrere Monate dürfen pro Tag maximal nur 35 mg des Inhaltsstoffes Diphenylamin aufgenommen werden.

Als traditionelles Arzneimittel nach § 109 a

Zur Vorbeugung gegen allgemeine Gefäßverkalkung.

Bewährte Heilkräuter zur Selbstmedikation, geordnet nach Indikationen

Die Indikationen entsprechen im wesentlichen denjenigen der **Monographien der Kommission E** zur Aufbereitung wissenschaftlichen Erkenntnismaterials nach § 25 (7) AMG 76 bzw. der **Standardzulassung** gemäß § 36 AMG 76. Es handelt sich also um **amtlich »abgesegnete«** Anwendungsgebiete!

1. Arzneipflanzen gegen Erkältungskrankheiten

a) **Zur Steigerung der unspezifischen Abwehrfunktion** (z.B. der Phagozytose):
Sonnenhutkraut (und -wurzel), insbesondere Echinacea purpurea.

b) **Trockener Reizhusten:**
Eibischwurzel und -blätter, Isländisch Moos, Lindenblüten, Malvenblüten und -blätter.

c) **Katarrhe der Luftwege** (Erleichterung des Abhustens):
Anis, Efeublätterextrakt, Eukalyptusblätter und -öl, Fenchel, Huflattichblätter, Primelwurzel und -blüten, Sonnentaukraut Süßholzwurzel, Thymiankraut, Wollblumen (Königskerzenblüten), Zwiebel.

d) **Entzündungen der Mund- und Rachenschleimhaut:**
Blutwurz (Tomentillwurzelstock), Huflattichblätter, Kamillenblüten, Salbeiblätter, Spitzwegerichkraut.

e) **Fieberhafte Erkältungskrankheiten:**
Holunderblüten, Lindenblüten (als schweißtreibende Tees), Weidenrinde.

2. Arzneipflanzen gegen Leber- und Gallebeschwerden

a) **Entzündliche Lebererkrankungen:**
Extrakte aus Mariendistelfrüchten (in entsprechenden Präparaten mit Silymarin: Beschleunigung der Zellregeneration).

b) **Störung des Gallenflusses:**
Artischockenblätter und -wurzeln (als Preßsaft), Gelbwurz (Curcuma), Löwenzahnwurzel mit -kraut, Wermutkraut.

3. Arzneipflanzen gegen Beschwerden im Magen- und Darmtrakt

a) **Appetitlosigkeit,** zu wenig Magensäure:
Enzianwurzel, Isländisch Moos, Kalmuswurzelstock, Pomeranzenschale, Pollen, Schafgarbenkraut, Tausendgüldenkraut, Wermutkraut, Zwiebel.

b) **Dyspeptische Beschwerden,** Störungen der Motilität und/oder Sekretion:
Bitterstoffdrogen wie unter a) genannt, dazu Ätherischöldrogen wie Anis, Fenchel, Kümmel, Salbei, Wacholderbeeren, am besten als Kombination (= aromatische Bittermittel).

c) **Entzündliche Erkrankungen** im Magen-Darmbereich:
Eibischwurzel, Kamillenblüten, Leinsamenschleim.

d) **Nervöse Magen-Darmbeschwerden:**
Kamillenblüten, Lavendelblüten, Melissenblätter.

e) **Krampfartige Beschwerden** im Magen-Darmbereich, Blähungen:
Fenchel und Fenchelöl, Gänsefingerkraut, Kamillenblüten, Kümmel und Kümmelöl, Pfefferminzblätter und Pfefferminzöl bzw. Minzöl, Schafgarbenkraut.

f) **Durchfall,** kurzfristig:
Blutwurz (Tormentillwurzelstock), Gänsefingerkraut, Heidelbeeren, Grüner Tee, Schwarzer Tee.

g) **Verstopfung:**
Aloe, Faulbaumrinde, Rhabarberwurzel, Sennesblätter, Sennesfrüchte.

h) **Chronische Darmträgheit:**
Flohsamen, Leinsamen, Manna (als Manna-Feigensirup), Tamarindenmus.

4. Arzneipflanzen gegen Beschwerden im Urogenitaltrakt (Nieren- und »Blasenmittel«)

a) **Zur Durchspülung der ableitenden Harnwege:**
Birkenblätter, Bohnenhülsen, Brennesselkraut (Präparate), Goldrutenkraut, Orthosiphonblätter (= Indischer Nierentee), Petersilienkraut und -wurzeln, Wacholderbeeren (in Kombination mit anderen Drogen).

b) **Entzündliche Erkrankungen der ableitenden Harnwege:**
Bärentraubenblätter.

c) **Zur Stärkung der Blasenfunktion,** insbesondere bei Reizblase und Prostata-Adenom, Stadium I und II:
Brennesselwurzel (Präparate), Kürbissamen (weichschalig; Präparate), Zwergpalmenfrüchte (Präparate), Roggenpollenextrakt, Weidenröschenkraut.

5. Arzneipflanzen gegen Herz- und Kreislaufbeschwerden

a) **Druck- und Beklemmungsgefühl in der Herzgegend:**
Weißdornblätter mit Blüten, Weißdornblätter mit Blüten und Früchten.

b) **Kreislaufbeschwerden:**
Rosmarin.

6. Arzneipflanzen gegen Beschwerden des Gefäßsystems
(Venen- und Arterienmittel)

a) **Funktionsstörungen der Venen und Kapillaren** (Ödeme), insbesondere gegen die chronisch venöse Insuffizienz (CVI):
Buchweizenkraut (Präparate), Mäusedornwurzel = Ruscus (Präparate), Roßkastaniensamen (Präparate), Steinkleekraut.

b) **Durchblutungsstörungen der Gehirnarterien:**
Ginkgo biloba Blätter (Präparate).

c) **Allgemeine Arteriosklerose (Prophylaxe):**
Buchweizenkraut (Präparate), Knoblauch (Präparate), Zwiebel.

7. Arzneipflanzen gegen Beschwerden und zur Stärkung des Nervensystems

a) **Unruhezustände, nervös bedingte Einschlafstörungen:**
Baldrianwurzel, Hopfenzapfen, Melissenblätter, Passionsblumenkraut.

b) **Depressive Verstimmungszustände:**
Johanniskraut.

c) **Nachlassende Leistungs- und Konzentrationsfähigkeit:**
Eleutherokokkuswurzel, Ginsengwurzel (Präparate), Mate-Blätter, Pollen/Pollenextrakte.

d) **Angstzustände:**
Kava-Kava (Präparate).

8. Arzneipflanzen zur Behandlung von Wunden und unblutigen Verletzungen

a) **Haut- und Schleimhautentzündungen:**
Hamamelisblätter, Johanniskraut (-öl), Kamillenblüten, Teebaumöl, Ringelblumenblüten.

b) **Prellungen, Zerrungen, Verstauchungen:**
Arnikablüten, Beinwellwurzeln, Teebaumöl.

9. Arzneipflanzen zur unterstützenden Behandlung bei Tumorerkrankungen (keine Selbstmedikation!)

Mistel (Injektionspräparate).

Arzneipflanzen-Kombinationen

1. Beurteilungskriterien für fixe Arzneimittelkombinationen

Fixe Arzneimittelkombinationen sind in der Phytotherarpie traditionell gebräuchlich.
Die Kommission E läßt sich bei der Bewertung von fixen Arzneimittelkombinationen ausschließlich aus Pflanzen, Pflanzenteilen sowie deren Zubereitungen, die nicht nach einer homöopathischen Verfahrenstechnik hergestellt oder unter Gesichtspunkten der Homöopathischen oder Anthroposophischen Therapierichtung angewendet werden, von den folgenden Kriterien leiten:
Bei einem Kombinationspräparat muß jeder arzneilich wirksame Bestandteil zur *positiven* Beurteilung von Wirksamkeit und Unbedenklichkeit beitragen. Die Monographien der Kommission E und anderes wissenschaftliches Erkenntnismaterial müssen berücksichtigt werden. Bei der Beurteilung von Kombinationspräparaten im Rahmen von Nutzen/Risiko-Abwägung sind folgende Gesichtspunkte zu beachten:

- ➡ Grundgedanke
- ➡ Wirksamkeit der Kombination
- ➡ Unbedenklichkeit der Kombination

I. Grundgedanke

Die einzelnen arzneilich wirksamen Bestandteile müssen einen positiven Beitrag zur Beurteilung des Gesamtpräparates leisten, in dem sie zu seiner Wirksamkeit und/oder zur Unbedenklichkeit beitragen.
Der Wirksamkeitsnachweis kann durch klinisch-ärztliche oder pharmakologische Belege für jeden einzelnen Bestandteil oder durch Belege für das Gesamtpräparat erbracht werden.
Die Kombinationspartner müssen in einer für die Wirksamkeit angemessenen Dosierung enthalten sein.

II. Zur Wirksamkeit der fixen Kombination

Ein Beitrag zur positiven Beurteilung ist gegeben, wenn der arzneilich wirksame Bestandteil zur therapeutischen Wirksamkeit beiträgt. Es können auch arzneilich wirksame Kombinationspartner enthalten sein, für die aufgrund ihrer Wirkungen ein Beitrag zur Wirksamkeit der Gesamtkombination plausibel gemacht werden kann. Die Kombination muß indikationsbezogen der Therapie oder Vorbeugung dienen. Eine Indikation muß ein Krankheitszustand, eine Funktionsstörung, ein Syndrom oder eine pathologische Einheit bekannter Art sein. Denkbar ist, daß die einzelnen Bestandteile einer fixen Kombination gleichzeitig Erleichterung bei unterschiedlichen Symptomen eines solchen Krankheitszustandes bringen sollen. Es wäre jedoch nicht richtig, jedes einzelne Symptom als Indikation für eine fixe Kombination zu betrachten, da dieses auch bei anderen Krankheiten auftreten kann und die anderen Bestandteile für die Behandlung dieses Symptoms irrelevant sein können. Die Kombination gleichsinnig wirksamer Bestandteile ist möglich.

Fixe Kombinationen können positiv beurteilt werden,
wenn

1. *additive synergistische Wirkungen* der Kombinationspartner mit gleichen oder verschiedenen Angriffspunkten vorliegen und/oder
2. es zu einer *überadditiven Wirkung* der fixen Kombination gegenüber den einzelnen Kombinationspartnern kommt und/oder
3. *unerwünschte Wirkungen* einzelner Kombinationspartner verringert oder aufgehoben werden (z.B. bei gleichsinnig wirkenden Kombinationspartnern durch Dosisreduktion) und/oder
4. die Kombination eine *Therapievereinfachung* oder Verbesserung der *Therapiesicherheit* mit sich bringt. Dies kann der Fall sein, wenn
   - ➡ eine Verbesserung der Compliance (z.B. durch eine Verringerung der Einnahmefrequenz und/oder eine Vereinfachung des Dosierungsschemas) und/oder
   - ➡ eine Verbesserung der Resorption und/oder
   - ➡ eine Vermeidung galenischer Inkompatibilitäten erreicht wird

   und/oder
5. einer der arzneilich wirksamen Bestandteile eine oder mehrere der *unerwünschten Wirkungen* eines anderen Bestandteils relevant mindert oder aufhebt, wenn die unerwünschte Wirkung üblicherweise auftritt.

III. Zur Unbedenklichkeit der fixen Kombination

Eine fixe Kombination gilt als bedenklich,

wenn

1. wesentliche pharmakokinetische und/oder pharmakodynamische Interaktionen vorliegen, die das Nutzen/Risiko-Verhältnis nicht verbessern oder sogar verschlechtern,
2. die Halbwertszeit und/oder die Dauer der Wirkung der arzneilich wirksamen Bestandteile signifikant voneinander abweichen. Dies muß jedoch nicht unbedingt zutreffen, sofern nachgewiesen werden kann, daß die Kombination trotz diesbezüglicher Unterschiede klinisch vorteilhaft ist,
3. die Kombination einen Bestandteil enthält, der zur Vorbeugung gegen Mißbrauch unangenehme Wirkungen hervorrufen soll.

   Die Unbedenklichkeit aller fixen Kombinationen ist mit geeigneten Methoden zu untersuchen.

   Das ist jedoch nicht erforderlich bei bereits bekannten fixen Kombinationen mit bekannten arzneilich wirksamen Bestandteilen, wenn die Unbedenklichkeit des Arzneitmittels nach Zusammensetzung, Dosierung, Darreichungsform und Anwendungsgebieten aufgrund von wissenschaftlichem Erkenntnismaterial bestimmbar ist. Die Grundlage der Bewertung ist die nationale Arzneimittel-Richtlinie sowie die EU-Richtlinie.

2. Kombinations-Monographien bzw. Muster der Kommission E beim früheren BGA (jetzt BfArM)

ERKÄLTUNGSKRANKHEITEN

Trockener Reizhusten

> **Anwendungsgebiete**
> Katarrhe der oberen Luftwege mit damit verbundenem trockenem Reizhusten.

Monographie: Fixe Kombinationen aus Süßholzwurzel, Primelwurzel, Eibischwurzel und Anis.

Monographie: Fixe Kombinationen aus Primelwurzel, Eibischwurzel und Anis.

Muster: Fixe Kombinationen aus Anis, Eibischwurzel, Isländisch Moos und Süßholzwurzel.

Muster: Fixe Kombinationen aus Anis, Lindenblüten und Thymiankraut.

Muster: Fixe Kombinationen aus Anis, Eibischwurzel, Eucalyptusöl und Süßholzwurzel.

Muster: Fixe Kombinationen aus Anisöl und Isländisch Moos.

Muster: Fixe Kombinationen aus Eibischwurzel, Fenchel, Isländisch Moos und Thymiankraut.

Muster: Fixe Kombinationen aus Eibischwurzel, Primelwurzel, Süßholzwurzel und Thymianöl.

Krampfartiger Husten

Anwendungsgebiete
Erkältungskrankheiten der oberen Luftwege, verbunden mit krampfartigem, trockenem Husten.

Muster: Fixe Kombinationen aus Anis, Eibischwurzel, Primelwurzel und Sonnentaukraut.

Anwendungsgebiete
Erkältungskrankheiten der Luftwege, verbunden mit krampfartigem Husten.

Muster: Fixe Kombinationen aus Sonnentaukraut und Thymiankraut.

Muster: Fixe Kombinationen aus Primelwurzel, Sonnentaukraut und Thymiankraut.

Husten mit zähflüssigem Sekret

Anwendungsgebiete
Erkältungskrankheiten der oberen Luftwege mit zähflüssigem Sekret.

Muster: Fixe Kombinationen aus Anis, Efeublättern, Fenchel und Süßholzwurzel.

Muster: Fixe Kombinationen aus Anisöl, Primelwurzel und Thymiankraut.

Muster: Fixe Kombinationen aus Anisöl, Fenchelöl, Süßholzwurzel und Thymiankraut.

Muster: Fixe Kombinationen aus Efeublättern, Süßholzwurzel und Thymiankraut.

Muster: Fixe Kombinationen aus Eucalyptusöl, Primelwurzel und Thymiankraut.

Muster: Fixe Kombinationen aus Grindeliakraut, Primelwurzel und Thymiankraut.

Muster: Fixe Kombinationen aus Primelwurzel und Thymiankraut.

Muster: Fixe Kombinationen aus Thymiankraut und Weißer Seifenwurzel.

FUNKTIONELLE STÖRUNGEN DES GALLENSYSTEMS

Krämpfe

> **Anwendungsgebiete**
> Krampfartige Oberbauchbeschwerden infolge funktioneller Störungen des ableitenden Gallensystems.

Muster: Fixe Kombinationen aus Curcumawurzelstock und Schöllkraut.

Muster: Fixe Kombinationen aus Javanischer Gelbwurz, Schöllkraut und Wermutkraut.

Muster: Fixe Kombinationen aus Löwenzahnwurzel mit -kraut, Schöllkraut und Artischockenblättern.

Muster: Fixe Kombinationen aus Löwenzahnwurzel mit -kraut, Pfefferminzblättern und Artischockenblättern.

Dyspeptische Beschwerden

> **Anwendungsgebiete**
> Dyspeptische Beschwerden, besonders bei funktionellen Störungen des ableitenden Gallensystems.

Monographie: Fixe Kombinationen aus Löwenzahnwurzel mit -kraut, Schöllkraut und Wermutkraut.

Muster: Fixe Kombinationen aus Javanischem Gelbwurz, Pfefferminzblättern und Wermutkraut.

Muster: Fixe Kombinationen aus Mariendistelfrüchten, Pfefferminzblättern und Wermutkraut.

Krämpfe im Magen-Darmbereich, Völlegefühl

Anwendungsgebiete
Dyspeptische Beschwerden, besonders mit leichten Krämpfen im Magen-Darm-Bereich, Blähungen, Völlegefühl.

Muster: Fixe Kombinationen aus Anis, Fenchel und Kümmel.

Muster: Fixe Kombinationen aus Anisöl, Fenchelöl und Kümmelöl.

Muster: Fixe Kombinationen aus Kümmel, Fenchel und Kamillenblüten.

Muster: Fixe Kombinationen aus Kümmelöl, Fenchelöl und Kamillenblüten.

Muster: Fixe Kombinationen aus Kümmel und Fenchel.

Muster: Fixe Kombinationen aus Kümmelöl und Fenchelöl.

Muster: Fixe Kombinationen aus Pfefferminzblättern, Kümmel und Fenchel.

Muster: Fixe Kombinationen aus Pfefferminzöl, Kümmelöl und Fenchelöl.

Muster: Fixe Kombinationen aus Pfefferminzblättern und Fenchel.

Muster: Fixe Kombinationen aus Pfefferminzöl und Fenchelöl.

Muster: Fixe Kombinationen aus Pfefferminzblättern und Kümmel.

Muster: Fixe Kombinationen aus Pfefferminzöl und Kümmelöl.

Muster: Fixe Kombinationen aus Pfefferminzblättern, Fenchel und Kamillenblüten.

Muster: Fixe Kombinationen aus Pfefferminzblättern, Kümmel und Kamillenblüten.

Muster: Fixe Kombinationen aus Pfefferminzblättern, Kümmel, Fenchel und Kamillenblüten.

Muster: Fixe Kombinationen aus Pfefferminzöl, Fenchelöl und Kamillenblüten.

Muster: Fixe Kombinationen aus Pfefferminzöl, Kümmelöl und Kamillenblüten.

Magen-Schleimhautentzündungen

> **Anwendungsgebiete**
> Akute und chronische Magenschleimhautentzündungen mit krampfartigen Beschwerden im Magen-Darm-Bereich.

Monographie: Fixe Kombinationen aus Süßholzwurzel, Pfefferminzblättern und Kamillenblüten.

Völlegefühl, Blähungen

> **Anwendungsgebiete**
> Appetitlosigkeit. Dyspeptische Beschwerden wie Völlegefühl und Blähungen.

Monographie: Fixe Kombinationen aus Angelikawurzel, Enzianwurzel und Wermutkraut.

Muster: Fixe Kombinationen aus Angelikawurzel, Enzianwurzel und Pomeranzenschale.

Muster: Fixe Kombinationen aus Ingwerwurzelstock, Enzianwurzel und Wermutkraut.

Muster: Fixe Kombinationen aus Pfefferminzblättern, Kümmel, Kamillenblüten und Pomeranzenschale.

Appetitlosigkeit und Krämpfe im Magen-Darmbereich

Anwendungsgebiete
Appetitlosigkeit. Dyspeptische Beschwerden wie Völlegefühl und Blähungen, leichte krampfartige Beschwerden im Magen-Darm-Bereich.

Monographie: Fixe Kombinationen aus Angelikawurzel, Enzianwurzel und Kümmel.

Muster: Fixe Kombinationen aus Angelikawurzel, Enzianwurzel und Fenchel.

Muster: Fixe Kombinationen aus Angelikawurzel, Enzianwurzel, Wermutkraut und Pfefferminzöl.

ERKRANKUNGEN DER ABLEITENDEN HARNWEGE

Durchspülungstherapie

Anwendungsgebiete
Zur Durchspülung bei entzündlichen Erkrankungen der ableitenden Harnwege und als Vorbeugung bei Nierengrieß.

Monographie: Fixe Kombinationen aus Birkenblättern, Goldrute und Orthosiphonblättern.

Entzündungen in den Harnwegen

Anwendungsgebiete
Unterstützende Behandlung entzündlicher Erkrankungen der ableitenden Harnwege.

Monographie: Fixe Kombinationen aus Bärentraubenblättern, Goldrute und Orthosiphonblättern.

NERVOSITÄT, UNRUHE, EINSCHLAFSTÖRUNGEN

Anwendungsgebiete
Nervös bedingte Einschlafstörungen, Unruhezustände.

Monographie: Fixe Kombinationen aus Baldrianwurzel und Hopfenzapfen.

Muster: Fixe Kombinationen aus Baldrianwurzel, Hopfenzapfen und Melissenblättern.

Muster: Fixe Kombinationen aus Baldrianwurzel, Hopfenzapfen und Passionsblumenkraut.

Weiterführende Literatur

1. Sammeln und Trocknen von Arzneipflanzen

a) Grobe, jedoch für den Laien ausreichende Information:
M. Pahlow »Das große Buch der Heilpflanzen«, Gräfe und Unzer Verlag, München
A. Poletti, H. Schilcher und A. Müller »Heilkräftige Pflanzen – erkennen, sammeln und anwenden«, Walter Hädecke Verlag, Weil der Stadt, 2. Auflage, 1990, mit 190 Arzneipflanzenabbildungen.

b) Spezialliteratur:
F. E. Heeger »Handbuch des Arznei- und Gewürzpflanzenbaues, Drogengewinnung«, Deutscher Landwirtschaftsverlag, Berlin 1989. F. Berger »Handbuch der Drogenkunde«, VII Bände, Wilhelm Maudrich Verlag, Wien.

2. Arzneiliche Anwendung

E. F. Weiß »Lehrbuch der Phytotherapie«, Hippokrates Verlag, Stuttgart, 8. Auflage, 1996
H. Schilcher »Phytotherapie in der Kinderheilkunde«, Wissenschaftl. Verlagsgesellschaft Stuttgart, 3. erweiterte Auflage, 1998.
H. Schilcher »Phytotherapie in der Urologie«, Hippokrates Verlag Stuttgart, 1992.
A. Poletti, H. Schilcher und A. Müller »Heilkräftige Pflanzen – erkennen, sammeln und anwenden«, Walter Hädecke Verlag, Weil der Stadt, 2. Auflage, 1990.
G. Madaus »Lehrbuch der Biologischen Heilmittel«, III Bände, Georg Olms Verlag, Hildesheim.
O. Gessner und G. Orzechowski »Gift- und Arzneipflanzen von Mitteleuropa«, Carl Winter Universitätsverlag, Heidelberg.
M. Wichtl »Teedrogen«, Wissenschaftliche Verlagsgesellschaft mbH, Stuttgart, 3. Auflage, 1997.
V. Schulz und R. Hänsel »Rationale Phytotherapie«, Springer Verlag, Berlin-Heidelberg-New York, 3. Auflage 1996.

Pflanzeninhaltsstoffe

E. Steinegger und R. Hänsel »Lehrbuch der Pharmakognosie«, Springer Verlag, Berlin – Heidelberg – New York, 5. Auflage, 1992.
G. Schneider »Pharmazeutische Biologie«, Bibliographisches Institut, Mannheim – Wien – Zürich, 4. Auflage, 1998.
H. Wagner »Pharmazeutische Biologie, Drogen und Inhaltsstoffe«, Gustav Fischer Verlag, Stuttgart – New York, 5. Auflage, 1993.

Pflanzenbestimmungsbuch

D. und J. Schönfelder »Der Kosmos – Heilpflanzenführer – Europäische Heil- und Giftpflanzen«, Franckh'sche Verlagshandlung Stuttgart.